Sie brauchen uns jetzt

Dr. Paul Plener:
Sie brauchen uns jetzt

Aufgezeichnet von:
Dr. Silvia Jelincic

www.edition-a.at

Cover und Gestaltung: Isabella Starowicz

Gesetzt in der Premiera
Gedruckt in Europa

1 2 3 4 5 — 24 23 22 21

ISBN 978-3-99001-523-0

DR. PAUL PLENER

DR. SILVIA JELINCIC

SIE BRAUCHEN UNS JETZT

Was Kinder belastet. Was sie schützt.

edition a

INHALT

DER ZUSTAND DER JUGEND

»Die Jugend liebt heutzutage den Luxus. Sie hat schlechte Manieren, verachtet die Autorität, hat keinen Respekt vor den älteren Leuten und schwatzt, wo sie arbeiten sollte. Die jungen Leute stehen nicht mehr auf, wenn Ältere das Zimmer betreten. Sie widersprechen ihren Eltern, schwadronieren in der Gesellschaft, verschlingen bei Tisch die Süßspeisen, legen die Beine übereinander und tyrannisieren ihre Lehrer.« Dieses aus der Antike überlieferte Zitat, das vermutlich fälschlicherweise Sokrates beziehungsweise Platon in den Mund gelegt wurde, zeigt, dass sich schon seit Jahrhunderten die jeweils aktuelle Jugend aus Erwachsenensicht stets in beklagenswertem Zustand befindet. Sie wird immer fauler und kaputter, glauben auch heute vor allem die Babyboomer, also jene Menschen, die zwischen 1945 und 1964 zur Welt kamen und die gerade an der Reihe sind, Teenagern besonders kritisch gegenüberzustehen. Doch wer sich im dritten Jahrzehnt des dritten Jahrtausends nach Christus mit der »Jugend von heute« be-

fasst, dem drängt sich rasch ein weiterer Schluss auf: Sie wird psychisch immer instabiler. Psychische Erkrankungen breiten sich demnach unter jungen Menschen geradezu pandemisch aus und als Ursachen dafür gelten meist Smartphones, Soziale Medien, Broken Homes, steigender Leistungsdruck an den Schulen oder ein loser Umgang mit Alkohol und Drogen. Aber stimmt das so? Wie stand es um die psychische Gesundheit der »Jugend von heute« vor Ausbruch von COVID-19 und der damit verbundenen Lockdowns wirklich? Wohin ging die Entwicklung und was bedeutet »psychische Erkrankung« bei Kindern und Jugendlichen überhaupt?

Wir lesen, hören und sehen regelmäßig Berichte über steigende Zahlen an Depressionen, Essstörungen, Selbstverletzungen, Burnouts oder Persönlichkeitsstörungen bei Kindern und Jugendlichen. Die Meldungen sind so häufig und so eindringlich, dass sich viele ältere Menschen bereits fragen, wem sie diese Welt zur weiteren Verwaltung und zur Lösung ihrer Probleme eines Tages eigentlich anvertrauen sollen.

Studien scheinen die Jahrtausende alten Vorbehalte der jeweils Alten gegenüber der jeweiligen »Jugend von heute« objektiv abzusichern und besonders bitter scheint zu sein, dass diese Jugend nicht nur verwahrlost, unmoralisch und leistungsfeindlich ist, sondern medizinisch diagnostiziert gestört. Immer mehr Kinder und Jugendliche leiden demnach an psychischen Erkrankungen und brauchen Psychiater, Psychotherapeuten oder

Psychologen, um mit ihrem Leben noch irgendwie klarzukommen. Früher war es viel besser, glauben vor allem die Babyboomer, deren jüngste Vertreter allmählich das Rentenalter erreichen.

Als einer der Beweise für diese These gilt, dass die Nachfrage nach psychiatrischer Behandlung für Kinder und Jugendliche in den vergangenen Jahren explodiert ist. Was tatsächlich stimmt, so viel sei vorausgeschickt. Dieses Faktum hält jeder Überprüfung stand. Die zuständigen Fachabteilungen der Krankenhäuser platzen aus allen Nähten und Kinder- und Jugendpsychiater sind überall dringend gesucht. Bloß lassen sich daraus leicht die falschen Schlüsse ziehen.

Junges Fach

Bei der näheren Betrachtung dieses Phänomens ist es wichtig zu wissen, dass die Kinder- und Jugendpsychiatrie, die sich mit der Vorbeugung, Diagnostik und Behandlung von psychischen, psychosomatischen und neurologischen Störungen in der Kindheit und Adoleszenz befasst, in vielen Ländern ein noch relativ junges Fach ist. Psychiatrische Betreuung für diese Altersgruppe gab es auch schon früher, als Spezialfach mit eigenen Fachärzten existiert sie aber zum Beispiel in Österreich erst seit 2009.

Der Bereich ist also noch im Aufbau. Notwendige Infrastruktur, von Ambulanzen in Krankenhäusern bis zu niedergelassenen Kinder- und Jugendpsychiatern, kann nur langsam entstehen und lange fehlte es an politischem Willen, ihren Ausbau voranzutreiben. In den vergangenen Jahren kam etwas Dynamik in diesen Diskurs, doch vor allem die Ausbildung des benötigten Fachpersonals zieht sich hin.

In Deutschland ist deshalb der Facharzt für Kinder- und Jugendpsychiatrie eine der meistgesuchten Fachrichtungen am Stellenmarkt. Österreich steht sich bei der Ausbildung auch noch selbst im Weg. Ein normaler Facharzt darf hier jeweils nur einen einzigen Assistenzarzt ausbilden, selbst Abteilungsleiter dürfen nur vier ausbilden. Deshalb waren in Österreich mit Stand Frühjahr 2021 nur knapp hundert Assistenzärzte für Kinder- und Jugendpsychiatrie in Ausbildung. Mehr Plätze gibt es einfach nicht. Altersbedingte Ausfälle lassen sich damit ausgleichen, mehr geht nicht. Wenn dann auch noch Stellen für niedergelassene Kinder- und Jugendpsychiater entstehen, kannibalisiert sich das System selbst. Denn wer kommt dafür infrage? Nur die Fachärzte aus den Krankenhäusern, die dann dort zusätzlich fehlen.

Jedes fünfte Kind

Die Gesundheitssysteme Österreichs und Deutschlands sind also mit der Nachfrage nach kinder- und jugendpsychiatrischer Behandlung tatsächlich überfordert. Aber was sagt das über die Entwicklung der psychischen Gesundheit unserer Kinder und Jugendlichen aus? Geht es der »Jugend von heute« psychisch wirklich schlechter als den Jugendlichen von einst? Ist sie psychisch instabiler, weniger resilient, belasteter oder weniger gut in der Lage, Belastungen zu meistern? Ist sie von den Belastungen durch die Welt, in der sie lebt, einfach überfordert, in einem Ausmaß, das tatsächlich längst pandemisch ist?

In Österreich gibt es bisher nur eine aktuelle, epidemiologisch saubere Studie zu diesem Thema, die sogenannte *MHAT*-Studie, publiziert 2017. Sie besagt, dass etwa 22 Prozent der Schülerinnen und Schüler zumindest einmal an einer psychischen Erkrankung leiden. Das ist ein dramatischer Befund. Er bedeutet, dass mindestens jedes fünfte Kind beziehungsweise jeder fünfte Jugendliche in einem Klassenzimmer so stark betroffen ist, dass eine Behandlung notwendig wäre.

Wobei zu klären ist, was »psychische Erkrankung« überhaupt bedeutet: Genau wie eine körperliche Erkrankung bringt sie eine Funktionsbeeinträchtigung mit sich. Erkrankte Kinder oder Jugendliche können zum Beispiel aufgrund von Angststörungen oder Depressionen das Haus nicht mehr verlassen. Liegt keine Funktionsbeeinträchtigung vor, handelt es sich auch nicht um eine Erkrankung.

Wir sprechen also bei psychischen Erkrankungen nicht von kleinen Leiden wie psychischem Unwohlsein etwa durch vorübergehende Gefühle wie Bedrückung oder Wut oder vom Rebellieren, sondern von tiefergehenden Zustandsbildern, die sich zumeist der einfachen willkürlichen Kontrolle der Betroffenen entziehen. Es ist ein weitverbreitetes Missverständnis, dass man sich eben »nur zusammenreißen« müsste. Wäre es so einfach, würde wohl niemand an einer Depression leiden.

Bedeutet diese hohe Fallzahl an psychischen Erkrankungen, dass die Jugend in Österreich, dem Land, in dem Sigmund Freud die Psychotherapie erfand, besonders stark von diesem Phänomen und allen seinen Ursachen betroffen ist? Sind die österreichischen Kinder und Jugendlichen besonders »gestört«? Was zeigt der Vergleich mit Deutschland?

Die Werte in Deutschland entsprechen den österreichischen. Auch in Deutschland sind 22 Prozent der Schüler während ihrer Schullaufbahn zumindest einmal von einer psychischen Krankheit betroffen. Und aus diesem grenzübergreifenden Vergleich lässt sich dank des umfangreicheren vorliegenden Datenmaterials noch ein weiterer äußerst interessanter Schluss ziehen.

Waagrechter Verlauf

In Deutschland reichen die Zahlen fünfzig Jahre zurück in die Vergangenheit. Deutschland misst die psychische Gesundheit seiner Jugend in verschiedenen Studien also bereits seit den 1970er-Jahren und kennt deshalb auch deren historische Entwicklung. Und wie verlief diese Entwicklung?

So alarmierend es auch sein mag, dass 22 Prozent der Schüler mindestens einmal psychisch erkranken, so lässt sich doch sagen: Der Jugend von heute geht es in diesem Punkt genauso gut oder schlecht wie den Jugendlichen von früher. Das dürfte nicht nur auf Deutschland, sondern auch auf Österreich und die meisten anderen mitteleuropäischen Länder zutreffen.

In den vergangenen fünfzig Jahren zeigten sich jedenfalls entgegen der verbreiteten Meinung keine nennenswerten Abweichungen von den aktuellen Fallzahlen. Die Prävalenz, also die Rate der zu einem bestimmten Zeitpunkt oder in einem bestimmten Zeitraum an einer bestimmten psychischen Krankheit erkrankten Kinder und Jugendlichen nahm in den vergangenen fünfzig Jahren weder zu noch ab.

Wir wissen also ganz unabhängig von Bauchgefühlen dank standardisierter, in der Allgemeinbevölkerung angewandter Messverfahren, dass der psychische Gesundheitszustand unserer Kinder und Jugendlichen seit fünf Jahrzehnten unverändert ist. Schon immer, auch als die Babyboomer noch die Schulbank drückten, waren in einer Klasse mit zwanzig Schülern mindestens vier mindestens einmal psychisch krank.

Wieso können dann die stationären, ambulanten und niedergelassenen Bereiche der Kinder- und Jugendpsychiatrie gar nicht schnell genug wachsen, um mit der steigenden Nachfrage mitzuhalten?

Geänderte Nachfrage

Das hat zwei Gründe. Erstens generiert das System von sich aus Nachfrage. Gibt es etwas nicht, kommt niemand auf die Idee, es zu nutzen. Ist es einmal da, wird es auch genutzt. Was gut ist. Denn das Leben sehr vieler Kinder und Jugendlicher, auch ihr späteres Leben als Erwachsene, kann sich so verbessern.

Der zweite Grund für die steigende Nachfrage nach Behandlungen ist die seit einigen Jahren laufende Entstigmatisierung psychischer Erkrankungen und entsprechender Behandlungen. Es wird allmählich genauso normal, sich bei Depressionen oder Essstörungen Hilfe zu holen wie bei Bauchschmerzen oder einem Beinbruch, und auch das ist gut.

Während Familien mit Migrationshintergrund vor allem der ersten Generation noch selten in unsere Abteilung kommen, tun sich autochthone Mitteleuropäer beziehungsweise Familien mit Migrationshintergrund der zweiten oder dritten Generation damit inzwischen sehr viel leichter. Die Nachfrage nach kinder- und jugendpsychiatrischen Behandlungen steigt also auch, weil die Hemmschwelle im Vergleich zu den vergangenen Jahrzehnten sinkt.

Früher haftete der Kinder- und Jugendpsychiatrie ein Hauch von dunklen Gemäuern mit Zwangsjacken und Eisengittern an. Es ist tatsächlich gar nicht so lange her, dass psychisch kranke Menschen von der Gesellschaft ausgegrenzt waren, in einer Art Gefängnis landeten und als unheilbar galten. Dementsprechend konnten Sätze wie »Hol dir Hilfe« noch vor einigen Jahren nicht als freundlicher Hinweis, sondern als Beleidigung gemeint sein.

Doch inzwischen zeigt die moderne Psychiatrie insgesamt, wie sie ist und was sie kann. Allein die Möglichkeit, in einem freundlichen, modernen Umfeld mit gut ausgebildeten Ärztinnen und Ärzten Probleme besprechen und Strategien entwickeln zu können, ist für viele betroffene Kinder und Jugendliche sowie ihre Familien ein Segen. Hier können Eltern dann auch die für sie wichtigste Frage stellen: Wird mein Kind wieder gesund?

Heilbare Krankheiten

Etwa die Hälfte der psychischen Erkrankungen, die über eine Lebensspanne hinweg auftreten, zeigen sich bis zum 14. Lebensjahr zum ersten Mal, 75 Prozent bis zum 25. Lebensjahr. Denn die ersten 14 beziehungsweise die ersten 25 Jahre im Leben eines Menschen sind der Zeitraum, in dem viele Umbauvorgänge im Gehirn gleichzeitig ablaufen. Vorgänge, die auch destabilisierend wirken und dadurch psychische Erkrankungen zum Vorschein bringen können. Auch deshalb ist Kinder- und Jugendpsychiatrie so wichtig.

Eine in diesem Alter behandelte Krankheit kommt im besten Fall gar nicht oder wenn, dann mit besser kontrollierbarem Verlauf wieder. Einschneidende, ungeplante und überraschende traumatische Erlebnisse können allerdings immer etwas wieder aufflammen lassen, was eigentlich schon geheilt und erloschen war.

Wie gut die Chancen auf Heilung stehen, hängt von der Art der Erkrankung, vom Kind selbst und den Familien ab, und davon, wie gut die individuelle Therapie anspricht. Wichtig ist außerdem genau wie bei körperlichen Erkrankungen die Früherkennung.

Beispiel Essstörungen: Etwa ein Drittel der Kinder, die daran leiden, steigt ohne weitere Probleme ins Erwachsenenalter ein. Ein Drittel hat immer wieder Rückfälle und bei einem Drittel bewegen sich die Patienten an der Grenze zu einer psychischen Erkrankung und haben immer wieder Probleme mit ihrem Essverhalten, können aber ohne grobe Einschränkungen leben.

Das für Betroffene oft stark limitierende Tourette-Syndrom etwa, das in der Symptomatik meistens zwischen dem 12. und dem 13. Lebensjahr auftritt, ist meist gut therapierbar und kann sich mit fortschreitendem Alter auch von selbst bessern. Bei Depressionen sehen wir einen Verlauf, der häufig mehrere Episoden aufweist. Etwa sechzig Prozent der depressiv erkrankten Kinder und Jugendlichen erleben als Erwachsene zumindest eine zweite Erkrankung dieser Art.

Doch selbst dann kommt es ihnen zugute, wenn sie als Kinder oder Jugendliche in Behandlung waren. Das versetzt sie später in die Lage, Frühwarnzeichen zu erkennen, darauf zu reagieren und schneller wieder zu genesen. Sie bewältigen die Situation häufig besser als depressive Erwachsene ohne Behandlung im Kindes- und Jugendalter, da sie ihre Symptome besser erkennen und unter Kontrolle bringen können.

Bei Angststörung begegnen wir häufig dem Phänomen, dass Erwachsene, die als Kinder oder Jugendliche an einer manifesten Erkrankung litten, auch in ihrem weiteren Leben eher ängstliche Charakterzüge beibehalten. Dennoch ist die Prognose, nicht mehr an einer funktionell beeinträchtigenden Angststörung zu erkranken, gut, wenn Betroffene die Mechanismen bei einer Therapie einmal erkennen und den Umgang mit Ängsten erlernen.

Eine Verlaufsprognose der Schizophrenie wiederum ist beim ersten Auftreten häufig schwierig. Manche Kinder und Jugendliche erleben einen einzigen Schub. Andere erleben mehrere Schübe hintereinander, ehe die Symptomatik beendet ist. Bei wieder anderen zeigt die Erkrankung sägezahnartige Verläufe: Schub, Pause, Schub, Pause und so weiter.

Im Bereich der ADHS lässt sich beobachten, dass das Phänomen der motorischen Hyperaktivität mit der Zeit einer vor allem innerlich wahrgenommenen Gespanntheit weicht.

Daneben gibt es kinder- und jugendpsychiatrische Erkrankungen aus dem Bereich der tiefgreifenden Entwicklungsstörungen, wie etwa die Erkrankungen aus dem Bereich des Autismus-Spektrums, in denen es durch Therapie und vielfach auch Training immerhin zu einer Besserung der Symptomatik (etwa in der Emotionserkennung) kommen kann.

Phänomen Labeling

Für viele Eltern geht der Verdacht auf eine psychische Erkrankung eines Kindes trotz der modernen Kinder- und Jugendpsychiatrie noch immer mit einer Sorge einher, die den Ruf dieser Erkrankungen betrifft: mit der Sorge vor dem sogenannten Labeling. Denn psychische Erkrankungen sind gemeinhin noch immer schwerer einordenbar als eine Blinddarmentzündung oder ein Meniskuseinriss und die wenigsten Menschen wissen so genau, was eine konkrete Diagnose eigentlich bedeutet. Was wir nicht verstehen, macht uns Angst. Ein ganz normaler Prozess.

Eltern fürchten nun, dass ihre erkrankten Kinder so eine Diagnose als Label wahrnehmen könnten, das ähnlich wie eine sich selbst erfüllende Prophezeiung wirkt. Die Kinder könnten glauben, dass sie anders sind. Sie könnten ihre Selbstwahrnehmung verändern. Sie könnten sich von nun an als »kranke« Person erleben und es gerade deshalb auch bleiben. Wie können wir solchen Bedenken begegnen?

Zunächst ist zu sagen, dass Diagnosen immer das Leben verändern können. Das gilt auch für körperliche Erkrankungen wie Asthma oder Diabetes. Dennoch sind Diagnosen immer ein Fortschritt. Denn in Wirklichkeit sind sie weder irgendeine Art von Stempel noch belastend oder auf andere Weise negativ. Eine Diagnose ist schlicht der erste Schritt zur Therapie. Und eine Therapie ist genau, was Patienten mit welcher Erkrankung und welchen Alters auch immer brauchen.

Manchmal dauert es auch, bis die richtige Diagnose vorliegt, denn Blutbefunde oder andere Messwerte, die eine Diagnose zweifelsfrei sichern, sind in der Psychiatrie kaum vorhanden. Eltern sollten sie also nicht als Niederlage oder Enttäuschung sehen, sondern als Durchbruch. Als Grund zur Freude und als Anlass zur realistischen Hoffnung auf Besserung.

Es kommt dabei nur darauf an, einfühlsam mit den Kindern und Jugendlichen umzugehen und ihnen zu helfen, ihre Diagnose richtig einzuordnen. Es geht um Offenheit, Ehrlichkeit und Authentizität. Sie müssen verstehen, dass eine psychische Krankheit eine wie jede andere auch ist, und dass es wie bei jeder anderen auch Möglichkeiten der Behandlung und Heilung gibt. Die betroffenen Kinder und Jugendlichen müssen erleben, dass sie wegen so einer Erkrankung weder »komisch« noch »anders« als andere sind, sondern dass sie einfach Hilfe brauchen, und dass diese Hilfe zur Verfügung steht.

Fazit

Die gewachsene Nachfrage nach kinder- und jugendpsychiatrischen Behandlungen liegt jedenfalls weder an explodierenden Fallzahlen noch daran, dass wir als Wohlstandsgesellschaft zunehmend verweichlichen, von Generation zu Generation immer unfähiger werden, mit unseren Problemen selbst fertigzuwerden oder uns in Hypochonder verwandeln, sobald es um unsere Kinder geht. Wir sehen in der gesamten Psychiatrie und speziell in der Kinder- und Jugendpsychiatrie vielmehr einen Trend zur Normalisierung. Heute ist es zum Glück immer selbstverständlicher, sich Hilfe zu holen, und wenn letzte Schatten wie die Angst vor dem Labeling verschwinden, werden es noch mehr Menschen tun.

Wir müssen uns deshalb bemühen, auch psychische Krankheiten, die vielen Menschen immer noch Angst machen, von ihrem Stigma zu befreien. Wer würde mit einer Blinddarmentzündung oder einem gebrochenen Bein auch nur eine Sekunde zögern, damit zum Arzt zu gehen? Genauso selbstverständlich sollte es sein, sich Hilfe zu holen, wenn psychische Belastungen zu groß werden oder bei Kindern und Jugendlichen Phänomene wie Handyspielsucht, Essstörungen oder Selbstverletzungen auftreten.

Steigende Unsicherheit

Es gibt bei der schon jetzt steigenden Nachfrage allerdings noch einen interessanten Aspekt, den unter anderem die 18. sogenannte *Shell*-Studie dokumentierte. Diese Studie untersucht regelmäßig, wie die Generation der 12- bis 25-Jährigen in Deutschland aufwächst, welche Rolle Familie und Freunde, Schule und Beruf sowie Digitalisierung und Freizeit spielen und wie junge Menschen zu Politik, Gesellschaft und Religion stehen.

Es zeigte sich, dass die Verunsicherung von Eltern bei der Kindererziehung wächst. Mütter und Väter haben nicht mehr die Gewissheit früherer Generationen darüber, was richtig und was falsch ist, wie sie sich ihren Kindern gegenüber verhalten sollen, welche Freiräume sie ihnen lassen und welche Grenzen sie ziehen sollen, oder wie viel Aufmerksamkeit sie brauchen. Auch das kann die Nachfrage nach kompetenter Beratung und Betreuung erhöhen.

Das heißt nicht, dass Eltern inkompetenter werden. Überhaupt sehe ich auch diese Verunsicherung positiv. Denn der Verlust von Gewissheit und das Hinterfragen von Methoden und Entscheidungen geht meist mit einem Paradigmenwechsel und einer Entwicklung zum Besseren einher.

Denken wir an die »g'sunde Watschn«. Jahrelang war es für Eltern ganz normal, ihre Kinder auf diese Weise zu züchtigen. Bis die aufkommende Diskussion über häusliche Gewalt zeigte, dass auch kleine körperliche Misshandlungen der kindlichen Entwicklung schaden und Schatten über ein ganzes Leben werfen können. Das haben unzählige Studien zu diesem Thema gestützt.

Eltern verstanden zum Beispiel, dass Kinder, die Gewalt als Ausdrucksmittel wahrnehmen, sie irgendwann selbst anwenden, und das, sobald ihre Körpermasse dafür ausreicht, durchaus auch gegen ihre Eltern. Die

Notwendigkeit dieser Abkehr von Gewalt in der Erziehung begleiteten auch gesetzliche Maßnahmen. Gewalt gegen Kinder ist in Österreich seit dreißig Jahren und in Deutschland seit etwas mehr als zwanzig Jahren strafbar.

Aber wenn nicht über die »g'sunde Watschn«, wie können wir dann Autorität ausüben? Das fragten sich viele Eltern. Sie landeten zum Beispiel bei etwas, das zurecht als grundlegende Voraussetzung dafür gilt und mit dem sich viele nun zum ersten Mal befassen mussten: bei der Authentizität. Sie erzeugt Autorität. Doch dann ging es weiter. Denn wie ist man als Vater oder Mutter authentisch? Indem man Dinge offen und ehrlich ausspricht zum Beispiel, aber das mussten Eltern, die oft selbst noch anders erzogen wurden, erst lernen.

Der »Jugend von heute« geht es anders

Wenn die Fallzahlen bei psychischen Erkrankungen von Kindern und Jugendlichen seit fünf Jahrzehnten etwa gleich geblieben sind, was ist dann mit den Sozialen Medien, dem digitalen Mobbing, den pornografischen Inhalten, denen Kinder viel zu früh ausgesetzt werden, dem steigenden Leistungsdruck an den Schulen und den zerfallenden familiären Strukturen? Sind das alles nur mediale Mythen, geboren aus der Sorge von Eltern,

Lehrern und der Bildungspolitik um die jungen Generationen? Stimmt das so alles gar nicht?

Im Detail betrachtet bedeuten stabile Fallzahlen bei psychischen Erkrankungen von Kindern und Jugendlichen nicht, dass sie sich in den vergangenen Jahrzehnten genau gleich gefühlt haben. Es gibt Verschiebungen innerhalb der Ursachen und in der Folge auch zwischen den Krankheitsbildern. Einige Ursachen gewinnen, andere verlieren an Bedeutung. Bei einigen Erkrankungen steigen die Fallzahlen, bei anderen sinken sie. Krankheitsbilder verschwinden und neue kommen hinzu.

Grundsätzlich gibt es einige Risikofaktoren für psychische Erkrankungen bei Kindern und Jugendlichen, die sich verschieden auswirken, jedoch abseits von Einflüssen der Genetik oder des Konsums von abhängig machenden Substanzen eine wesentliche Rolle spielen können.

Das Aufwachsen in sozioökonomisch schwierigen Verhältnissen, oder anders ausgedrückt: Armut macht krank. Das gilt sowohl für das Erwachsenenalter als auch für die Entwicklungsphase. Warum ist das so?

Einer der Hauptgründe dafür liegt nahe: Ärmere Menschen haben weniger Zugang zu Hilfsangeboten. Die Angebote des Gesundheitssystems gehen ja über ambulante und stationäre Behandlungen in psychiatrischen Abteilungen hinaus. Auch Psychotherapie und Psychologie leisten wesentliche Beiträge, die aber teilweise aus eigener Tasche zu bezahlen sind. Viele Eltern wollen oder können sich das nicht leisten.

Außerdem spielt das Aufwachsen in einem bildungsfernen Haushalt eine Rolle, wobei es hier auch Überschneidungen mit dem Thema Armut geben kann. Es ist evident, dass Menschen, die weniger Aufklärung über die modernen Hilfsangebote haben, weniger oft darauf zugreifen. Auch wenn Länder wie Deutschland und Österreich seit längerem Bildung vom Einkommen zu entkoppeln versuchen, besteht diese Diskrepanz nach wie vor. Wer aus ärmeren Verhältnissen aufsteigen und zum Beispiel einfach nur studieren möchte, hat nach wie vor mit Hürden zu kämpfen, die sich Menschen aus bildungsnahen Milieus gar nicht vorstellen können.

Hier greift dann vieles ineinander. Sind die Eltern arm und unter Druck, weil sie nicht wissen, wie sie die nächste Miete zahlen sollen, oder sind sie vielleicht selbst psychisch krank oder süchtig, prägt das ihre Kinder. Es ist ein scheinbar endloser Kreislauf. Solche Eltern sind am Abend oft entnervt, müssen mitunter noch einem zweiten oder dritten Job nachgehen und es fehlt ihnen die Zeit, etwa mit ihren Kindern Hausübungen zu machen. Im Umkehrschluss heißt das: Wohlstand macht nicht »kaputt«, er kann vielmehr eine Ressource sein, die Zugang zu Hilfssystemen ermöglicht.

Sexueller Missbrauch, körperliche und psychische Misshandlung. Trotz der Sensibilisierung für dieses Thema und der inzwischen hinlänglich bekannten schweren psychischen Folgen von Gewalt sind die Zahlen nach wie vor hoch. Wie viele Kinder und Jugendliche betroffen sind, dokumentiert laufend die *Weltgesundheitsorganisation (WHO)*.

> *Sexueller Missbrauch:* Mädchen 13,4 Prozent,
> Jungen 5,7 Prozent
>
> *Körperliche Misshandlung:* 22,9 Prozent
>
> *Emotionale Misshandlung:* 29,1 Prozent

Wir wissen mittlerweile, dass Gewalt gegen Kinder nicht nur das Risiko für spätere psychische Erkrankungen erhöht. Es führt auch zu einem gesteigerten Risiko für körperliche Erkrankungen wie etwa chronische Lungen- oder Gefäßerkrankungen. Es ist noch nicht ganz geklärt, wie diese Zusammenhänge im Körper entstehen. Vermutet wird, dass Gewalterleben in der Kindheit zentrale Prozesse in unserem stressverarbeitenden System und auch im Bereich von Entzündungsvorgängen verstellt.

Mangelnde Zuwendung. Auch wer seine Kinder weitgehend ignoriert und ihnen ein emotionales Gegenüber vorenthält, riskiert ihre psychische Erkrankung. Denn wir alle, und ganz besonders Kinder und Jugendliche, brauchen so ein Gegenüber, um Selbstwirksamkeit zu erleben. Wie reagiert eine andere Person auf mein Verhalten? Wie geht es mir damit? Diese Lernprozesse sind essentiell.

Kinder und Jugendliche können die Dinge, die diese Welt und das Leben in ihr mit sich bringen, wenn sie jung sind noch nicht einordnen und sind dabei von Rückmeldungen anderer abhängig. Nur so können sie die Welt und sich selbst verstehen lernen. Soziale Isolation und Ausgrenzung sind für uns Menschen bedrohlich. Keinen Ansprechpartner zu haben, niemanden, der sich um einen kümmert, keine erwachsenen Bezugspersonen, um Erfahrungen einzuordnen und Grenzen wahrzunehmen und um erklärt zu bekommen, was richtig und was falsch ist, das belastet und destabilisiert nicht nur. Damit fehlt auch Geborgenheit, die aber nicht unbedingt die Eltern vermitteln müssen. Wenn es Tanten und Onkeln, Großeltern oder andere Bezugspersonen tun, ist das auch gut. Zum gesunden Heranwachsen brauchen wir mindestens eine stabile Bezugsperson.

Der Sinn der blutigen Nase

Neben diesen Hauptursachen für psychische Erkrankungen von Kindern und Jugendlichen gibt es Effekte von Erziehungsformen, die Eltern teils im besten Glauben anwenden, die aber dennoch eine negative Dynamik auslösen können. Dazu gehört etwa die als »Helikopter-

Erziehung« bekannt gewordene Überfürsorge. Sie hat bei weitem nicht so dramatische Auswirkungen wie das Gegenteil, die Vernachlässigung, doch weil sie ein relativ neues und viel diskutiertes Phänomen ist, hier einige Worte dazu.

Kinder und Jugendliche müssen ihre eigenen Erfahrungen machen, und dazu gehören auch schlechte. Sie müssen sich nicht nur sprichwörtlich, sondern ganz real ab und zu eine blutige Nase holen. Die Rolle der Eltern ist es dabei, den sicheren Hafen zu bilden.

Kinder und Jugendliche müssen sich sicher sein können, dass ihre Eltern für sie da sind, egal welchen Unsinn sie anstellen. Ein gewisser Explorationsspielraum, um die Welt auf eigene Faust zu erkunden und zu erfahren, ist in Kombination mit diesem Gefühl des sicheren Hafens schon einmal ein guter Anfang für ein Leben.

Dieser Explorationsfreiraum ist in den vergangenen Jahren geschwunden. Das ist empirisch belegt. Eltern behüten ihre Kinder immer mehr. Es liegt zum einen daran, dass Städte durch den motorisierten Individualverkehr gefährlicher geworden sind. Es liegt aber auch an dem zunehmenden Gefühl vieler Menschen, die Welt sei ein böser Ort.

Mir gibt das oft zu denken, denn so böse ist unsere Welt gar nicht. Der Verkehr mag eine Gefahrenquelle sein, doch das war er immer. In den 1970er-Jahren zum Beispiel waren wir alle ohne Gurte unterwegs und es gab noch keine Helmpflicht. Im Schnitt starben damals bei uns in Österreich jährlich 2.443 Menschen bei Verkehrsunfällen. 1998 waren es erstmals weniger als tausend und 2019 trotz wesentlich höherem Verkehrsaufkommen nur noch 410.

Es ist zudem empirisch gut untermauert, dass das Maß an Aggression, die Menschen aufeinander ausüben, nachlässt. Was sich übrigens auch im Vergleich der jüngeren Generationen mit älteren wiederspiegelt. Ob das mit der Digitalisierung zusammenhängt oder ob wir uns einfach in diese Richtung selektieren, ist noch unklar. Tatsache ist, dass die Gewalt weltweit weniger wird.

Es gibt zwar noch immer Kriege und noch immer zu viel Gewalt, aber in den meisten Ländern hat sich die Chance, eines gewaltsamen Todes zu sterben, über die vergangenen hundert Jahre deutlich verringert. Auch ein Blick auf die kriminalpolizeilichen Statistiken zeigt, dass wir sicher sind wie schon lange nicht mehr.

Wir vermuten trotzdem überall das Böse und haben deshalb das Bedürfnis, noch besser auf unsere Kinder aufzupassen. Vielleicht auch deshalb, weil wir immer weniger Kinder haben und sie dafür umso besser schützen wollen.

Ich nehme es niemanden übel, wenn er zur Helikoptermutter oder zum Helikoptervater wird, allerdings tut das den Kindern und Jugendlichen nicht gut. Sie können dann vielleicht harte, aber wichtige Lebenserfahrungen nicht machen. Was auch ihrer psychischen Gesundheit abträglich ist, denn die erfordert ein Aufwachsen durchaus auch mit Widerständen.

Die Erfahrungen zum Beispiel, sich überwinden oder sich nach einer Niederlage wieder aufraffen zu müssen, sind wichtig. Denn auch Scheitern beziehungsweise der Umgang damit will gelernt sein. In Watte gepackten Kindern, in deren Leben es weder begrenzte Risiken noch Hürden und Herausforderungen gibt, fehlt etwas. Wer wie ein Helikopter über seinen Kindern schwebt, riskiert, dass sie sich schwertun, zu lösungsorientierten und starken Persönlichkeiten heranzuwachsen.

Gesunde Erziehung bedeutet also, Grenzen zu ziehen, die Kinder und Jugendliche zum Beispiel vor falschem Umgang und Drogenkonsum schützen. Innerhalb dieser Grenzen sollten sie sich aber frei bewegen können.

Weitere Erziehungsirrtümer mit Folgen

Niemand ist als Vater oder Mutter perfekt. Auch als Kinder- und Jugendpsychiater weiß ich bei meinen Kindern nicht immer, was richtig und was falsch ist und mache Fehler. Jedes Kind für sich ist einzigartig, das macht es auch so schwer, abgesehen von einigen allgemeinen Grundsätzen, Tipps zu geben, die immer passen. Erziehungsmethoden und -tricks drängen sich überall auf. Was davon können wir als gesichert annehmen? Und womit schaden wir der psychischen Gesundheit unserer Kinder? Hier noch zwei Beispiele für Erziehungsformen, die wie die Überbehütung gut gemeint sein, aber trotzdem eine negative Dynamik auslösen können: Leistungsdruck und Kritik.

Leistungsdruck. Eltern, die zu sehr auf schulische Erfolge drängen, können damit unwissentlich Schaden anrichten. Denn irgendwann kann der Druck auf Kinder und Jugendliche so hoch werden, dass sie psychisch erkranken. Dies wie gesagt auch, wenn die Eltern nur wollen, dass es ihre Kinder einmal besser haben als sie selbst.

Kinder in dieser Situation glauben schnell einmal, dass ihre Eltern sie nur mögen, wenn sie die entsprechende Leistung erbringen. Das kann im Umkehrschluss für sie heißen, dass sie die elterliche Zuneigung bei schlechter Leistung vielleicht verlieren. Leistung wird dann zum Ziel, das ich unbedingt erreichen muss. Alles andere, auch alles was Spaß macht, ordnen sie unter. Das kann zur völligen Erschöpfung bis hin zur Depression führen.

Wir erkennen dieses Muster auch häufig bei Essstörungen. Kinder und Jugendliche übertragen dann den Anspruch auf Perfektion auf ihren Körper. Leistung kann für solche Kinder dann auch darin bestehen, Kontrolle über ihre Nahrung und ihr Gewicht zu erlangen.

Kritik. Kritik kann demotivieren, wenn sie nicht konstruktiv ist. Natürlich müssen Eltern auch Dinge ansprechen, die schwierig oder nicht optimal sind, sie müssen es aber immer so tun, dass die Kinder sehen, was sie verändern können. Eltern müssen auch pauschale Verurteilungen der Kinder vermeiden. Ein Satz wie »Du kannst nichts« kann das Selbstbild eines Kinder vermindern, wenn sie ihn oft genug wiederholen. Er wird zur selbsterfüllenden Prophezeiung.

In diesem Zusammenhang ist auch die häufige Verbreitung von mangelndem Lob anzusprechen. Viele Eltern fürchten, ihre Kinder mit zu viel Lob zu verweichlichen. Das sind hartnäckige Überbleibsel der Erziehungsmethoden der 1930er-Jahre. Nach wie vor gibt eine Generation sie an die nächste weiter.

Dabei steht fest: Lob ist eine Ressource, von der wir nicht genug bekommen können. Und niemand wird zum Weichei, nur weil er gelobt wird. Eltern sollten also lernen, bedenkenlos zu loben. Sie sollten lernen, ihren Kindern zu sagen, wie toll sie sind.

Wichtig ist dabei, dass das Lob echt ist. Die Kinder müssen tatsächlich etwas gut oder richtig gemacht haben. Sie durchschauen es, wenn sie für schlechte Leistungen gelobt werden. Das entwertet das Lob. Womit wir wieder bei der Bedeutung von Authentizität sind.

Eltern dürfen aber auch loben, wenn die Kleinen aus dem Kindergarten eine Zeichnung heimbringen, die nicht unbedingt ein Picasso ist. Schließlich geht es nicht um die Leistung an sich, sondern um die Möglichkeiten des Kindes und darum, wie sehr es sie nutzt.

Eltern brauchen also zunächst die Bereitschaft, auch kleine Erfolge wahrzunehmen und zu benennen. Dazu müssen sie die Erwachsenenperspektive verlassen und sich überlegen, welche Anstrengungen die jeweilige Tätigkeit für das Kind bedeutet hat. Wir sind um vieles schneller und effizienter wenn es darum geht, ein Zimmer zusammenzuräumen, eine Seite zu lesen oder die Schuhe zu binden. Das ist aber nicht die Messlatte. Für ein Kind bedeutet das alles oft viel mehr Anstrengung, und dann ist Lob auch gerechtfertigt.

Die Rolle des Internets und der Sozialen Medien

Welche Rolle spielen das Internet und die Sozialen Medien nun wirklich bei der psychischen Gesundheit beziehungsweise der Entstehung psychischer Krankheiten?

Wir als letzte Generation, die noch nicht mit dem Internet aufgewachsen ist und die noch jede digitale Innovation mühsam in unser Leben integrieren muss, werden nie so ganz verstehen, was Internet und Soziale Medien für Kinder und Jugendliche bedeuten. Aus Sicht der Kinder- und Jugendpsychiatrie fallen mir dazu zunächst aber einige recht positive Punkte ein.

So ist erwiesen, dass psychiatrische, psychotherapeutische und psychologische Betreuung und Behandlungen online im Bereich der Therapie von Depression und Angst sehr gute Effekte haben. Sie funktionieren in etwa gleich gut wie ein Therapie in persönlicher Begegnung. Online-Therapien haben sogar den Vorteil, dass sie niedrigschwelliger sind. Viele Kinder und Jugendliche mit psychiatrischen Erkrankungen finden diesen Zugang zur Hilfe attraktiv. Schließlich ist es leichter, auf einen Button zu klicken, als sich auf den Weg zu machen und in einer Ambulanz oder einer Praxis vorbeizuschauen.

Kritisch ist dabei anzumerken, dass bei Online-Angeboten auch die Ausfallsraten deutlich höher sind. Das ist immer die Schattenseite der Niedrigschwelligkeit. Wenn es leicht ist, mit etwas anzufangen, ist es auch leicht, wieder damit aufzuhören. Es fehlt die Verbindlichkeit, die ein persönlicher Kontakt oft bietet.

Die Digitalisierung hat auch andere positive Seiten. So gelten Computerspiele eher als negative Einflussfaktoren auf die psychische Gesundheit und die »Gaming Disorder«, um die es gleich noch ausführlicher gehen wird, häuft sich als Diagnose für krankhafte Online-Spielsucht bei Kindern und Jugendlichen. Andererseits können Computerspiele als sogenannte »serious games« auch genau andersherum wirken, wie das Computerspiel *Sparx* bewies.

Sparx wurde dazu programmiert, um Jugendlichen mit Depressionen zu helfen und erwies sich in Studien als genauso wirksam wie eine Gesprächstherapie. Das

Fantasy-Rollenspiel um die Wiederbeschaffung von magischen Kristallen ist allerdings aus Sicht von Jugendlichen heute sicher grafisch nicht mehr ganz taufrisch. Es kam im Herbst 2013 auf den Markt.

Auch das Smartphone, das bei der Entwicklung von Kindern eine problematische Rolle spielen kann, könnte sich für die Kinder- und Jugendpsychiatrie noch als hilfreich erweisen. Dies aufgrund der Datenfülle, über die es verfügt, und über die wir uns kaum Gedanken machen.

Über Gesichtserkennung, Stimmanalyse und die Analyse von Pulsfrequenz, Schlafqualität, Körpertemperatur, der bei Postings und Nachrichten verwendeten Worte, der Anzahl der täglich gegangenen Schritte oder der Art der täglich zurückgelegten Wege und aufgesuchten Orte kann sich ein Handy ein sehr genaues Bild vom Zustand eines Menschen machen. Es erfasst dabei Bereiche, die Psychiatern, Psychotherapeuten oder Psychologen bei persönlichen Gesprächen oft verschlossen bleiben.

Erste Ansätze, wie sich das Handy in der Psychiatrie einsetzen lässt, zeigen sich bereits bei der Suchtbehandlung. Mittels Geotracking kann es erkennen, welche Wege ein Patient gerade zurücklegt und ob er dabei auf einen Ort, etwa auf ein Lokal oder einen Supermarkt stoßen wird, wo er sich gewöhnlich mit Alkohol versorgt. »Bist du sicher, dass du dorthin gehen willst?«, fragt das Handy dann über eine eigens dafür konzipierte App.

Auch im Bereich der Suizidprävention untersuchen Wissenschaftler eine Kombination verschiedener Datenquellen durch Smartphone-Algorithmen. Die Kombination aus Bewegungsverhalten, Änderungen der Schlafqualität und den geposteten Inhalten können Aufschluss darüber liefern, ob sich eine Krise zuspitzt.

Als fixer Bestandteil ihrer Lebenswelt haben zwangsläufig auch *Instagram, WhatsApp, TikTok* und Co. Einfluss auf die psychische Gesundheit von Kindern und Jugendlichen, und dieser Einfluss ist nicht immer positiv. Wir haben im Rahmen der COVID-19-Pandemie zuletzt etwa eine Zunahme bei Essstörungen gesehen, wobei die Sozialen Medien eine Rolle spielten.

Kinder und Jugendliche haben sich schon immer an Medien orientiert, das ist nicht neu. Früher war es zum Beispiel die legendäre Zeitschrift *Bravo* und das Fernsehen, jetzt sind es eben die Sozialen Medien. Neu ist aber etwa die Interaktivität dieser Medien und die Möglichkeit der Kinder und Jugendlichen, sich selbst einzubringen, zum Beispiel über sogenannte Challenges.

Sie posten dann Fotos oder Videos von sich, auf denen sie bestimmte Ziele zu erreichen versuchen. Zum Beispiel, dass ein Blatt Papier, das sie liegend auf ihre Hüftschaufeln legen, den Bauch nicht berührt. Oder dass ihre Oberschenkel, wenn sie aufrecht stehen, nicht zusammenlaufen, sondern ein »O«, den sogenannten *Thigh-Gap,* bilden. Hier kann eine Dynamik entstehen, die vor allem Mädchen im Teenager-Alter dazu veranlasst, immer weniger zu essen und immer mehr Sport zu betreiben. Auch über die Gaming-Disorder und die

»Challenge«-Problematik im Vorfeld von Essstörungen hinaus können Soziale Medien bei der Entstehung psychischer Erkrankungen und Phänomene mitwirken. Das hat sich zum Beispiel auf *Instagram* im Zusammenhang mit Selbstverletzungen gezeigt. User posteten auf der Plattform vielfach Fotos von Selbstverletzungen. Die meisten Likes und Kommentare bekamen diejenigen Bilder, bei denen die Verletzungen besonders schwer ausfielen.

Instagram änderte das Vorgehen, als eine junge Britin, die in solchen Gruppen aktiv gewesen war, an ihren Selbstverletzungen starb und der *Guardian*, eine britische Tageszeitung, das Thema aufgriff. Bilder von Selbstverletzungen gibt es seither auf *Instagram* nicht mehr, wobei sich diese auf anderen Plattformen weiter finden lassen.

Was können wir mit Sicherheit über den Einfluss Sozialer Medien bei der Entstehung psychischer Erkrankungen bei Kindern und Jugendlichen sagen?

Wir alle, Psychiater, Psychotherapeuten, Psychologen, Wirkungsforscher, Soziologen und Medien- und Kommunikationswissenschaftler befinden uns hier noch in einem Raum der Spekulation. Denn Studien, die auf *Instagram*, *TikTok* und Co. aktive Kinder und Jugendliche mit solchen vergleichen, die ohne Soziale Medien aufwachsen, gibt es noch nicht.

Nur solche Studien würden eindeutige Rückschlüsse zulassen. Deshalb wissen wir auch nicht, wie viel von dem, was wir derzeit über die Sozialen Medien und ihre Wirkung auf die psychische Gesundheit von Kindern und Jugendlichen zu wissen glauben, tatsächlich stimmt.

Es gibt nur Hinweise. Laut aktuellen Daten aus Großbritannien scheint es so zu sein, dass es vor allem bei Mädchen einen Zusammenhang zwischen Social Media-Konsum und einer steigenden Depressivität gibt. Ich bin da dennoch skeptisch, vor allem weil die Depressivität, zumindest bis zu den pandemiebedingten Lockdowns, in vielen anderen Ländern nicht merklich gestiegen zu sein scheint, obgleich auch hier Jugendliche Social-Media-Inhalte konsumieren. Zudem erwiesen sich die Sozialen Medien während der Lockdowns andersherum zumindest als schwacher Ersatz für die so wichtigen sozialen Kontakte der Kinder und Jugendlichen untereinander.

Ich gehe jedenfalls auf Basis der mir vorliegenden Studien und meiner eigenen ärztlichen Beobachtungen eher davon aus, dass die von Sozialen Medien ausgehende Gefahr zumeist höher eingeschätzt wird, als sie ist. Ich glaube, wir befinden uns gerade in einer Umbruchphase, in der wir als Elterngeneration uns noch nicht vorstellen können, wie ein guter Umgang mit diesen Medien gelingen kann.

Wir befinden uns in einer Zeit, in der sich das soziale Miteinander verändert. Jugendliche werden dabei immer besser im Umgang mit den Sozialen Medien. Damit meine ich nicht, dass sie schneller tippen und bessere

Selfies machen, sondern dass sie sich bewusster mit diesen Medien und ihren Wirkungen auseinandersetzen.

Sie erleben tatsächlich viel Druck durch sie, im Sinne von »fear of missing out«, also im Sinne einer ständigen Angst, etwas zu verpassen und dem Zwang, dranbleiben zu müssen, um nicht ausgeschlossen zu werden. Da gibt es einige negative Tendenzen.

Gleichzeitig lernen sie dazu und entziehen sich diesem Zwang zunehmend und ganz bewusst. Sie schaffen das sogar um einiges besser als wir Erwachsenen. Die Jugendlichen haben inzwischen einen weitaus reiferen Umgang mit den Sozialen Medien erlernt, als wir oder als die Jugendlichen vor zehn Jahren.

Ich glaube, wir Erwachsene tun uns auch schwer mit der Vorstellung, die exzessive Nutzung der Sozialen Medien könnte spurlos an unseren Kindern vorbeigehen. In unseren Köpfen ist ein Heranwachsen ohne Soziale Medien und ohne Internet fixiert. So haben wir es erlebt, weshalb uns alles andere seltsam und sogar gefährlich vorkommt.

Dabei müssten wir es besser wissen. In meiner Kindheit und Jugend war noch der Fernseher das große Ding. Nur ja nicht zu viele Stunden vor der Röhre verbringen, sonst werden die Augen viereckig, hieß es damals. Auch diese Ängste vor dem damals noch relativ neuen Medium waren letztlich unbegründet.

Wenn ich Vorträge zum Thema Internet und Soziale Medien halte, kommt am Ende immer die Frage nach der Bildschirmzeit, die wir Kindern und Jugendlichen mit gutem Gewissen zugestehen können. Es wäre ja tatsächlich schön, wenn sie sich eindeutig quantifizieren ließe: Ein Stunde am Tag, oder vielleicht auch zwei oder drei, und alles ist gut. Ganz so einfach ist es nur leider nicht.

Vor einigen Jahren suchten die großen amerikanischen pädiatrischen und psychiatrischen Gesellschaften noch pauschale Antworten auf diese Frage. Mittlerweile setzte sich auch bei ihnen die Erkenntnis durch, dass es keine standardisierte Empfehlung geben kann. Auch ich denke, dass die Bildschirmzeit individuell zu bewerten und festzulegen ist.

Schafft es ein Kind, den schulischen Anforderungen gerecht zu werden, reale Kontakte zu pflegen und außerschulische Hobbies aufrecht zu erhalten? Dann rate ich von einer Eingrenzung der Bildschirmzeit ab.

Manche Jugendliche sind schon einmal sechs Stunden am Stück online. Wenn sie dennoch ihre Hausübungen machen und wenn sie am nächsten Tag nur eine Stunde spielen, weil sie lieber ihre Freunde treffen oder einem Hobby nachgehen, geht das meiner Meinung nach in Ordnung.

Spielen sie aber jeden Tag sechs Stunden, vereinsamen sie dabei am Handy oder am Tablet, vernachlässigen sie sportliche Aktivitäten oder Hobbies und lassen ihre schulischen Leistungen merklich nach, kann eine Begrenzung der Bildschirmzeit sehr wohl Sinn machen.

Besonders bei Kindergartenkindern ist Vorsicht geboten. Sie entwickeln sich besonders stark und brauchen besonders viel zwischenmenschlichen Kontakt. Sie müssen basale Fertigkeiten erwerben, wobei ihnen der Bildschirm nicht hilft. Weshalb er für sie nicht zum Menschenersatz und Babysitter werden darf. Für Kindergartenkinder sind Tablets oder gar Handys eine schlechte Idee.

Das gilt im Übrigen auch für die Eltern von Kindergartenkindern. Häufig sehe ich auf Spielplätzen, dass Kinder ihren Eltern zeigen wollen, was sie gemacht haben, dabei aber merken, dass ihre Mutter oder ihr Vater gerade mit dem Smartphone beschäftigt ist. Das Kind merkt also, dass das Telefon für die Eltern in diesem Moment interessanter ist als es selbst. Es sollte dann nicht verwundern, dass Kinder das Smartphone als etwas sehr Wichtiges wahrnehmen und sie ihm eine entsprechende Wertigkeit einräumen. Kinder lernen am Modell.

Ab dem Volksschulalter ist kontrollierte Bildschirmzeit in Ordnung, solange ein Kind keine der genannten Auffälligkeiten zeigt. Das gilt nicht für Smartphones, die Kindern erst jenseits des Volksschulalters zugänglich sein sollten. Der Umgang mit Smartphones erfordert Kompetenzen, die Volksschulkinder häufig noch nicht erworben haben. Eine nicht begleitete Nutzung des Internets sollte in dieser Altersgruppe unterbleiben.

Die Rolle der Gene

Ein weiterer Punkt, den es in Zusammenhang mit Krankheitsursachen anzusprechen gilt, ist ein erhöhtes Risiko für eine psychische Erkrankung aufgrund eines genetischen Einflusses. Ein Beispiel dafür ist ADHS, die sogenannte Aufmerksamkeitsdefizit-Hyperaktivitätsstörung. Gerade bei dieser psychischen Erkrankung, die Psychologen früher fälschlicherweise oft mit Defiziten in der Erziehung erklärt haben, lassen sich etwa 75 Prozent der Varianz des Auftretens genetisch erklären. Oft erzählen mir Eltern von Kindern mit ADHS, dass sie selbst mit den gleichen Phänomenen zu kämpfen hatten.

Auch Essstörungen, vor allem die Anorexie, haben genetische Grundlagen. Das heißt nicht, dass es so etwas wie ein »Essstörungs-Gen« gibt, das Eltern an ihre Kinder weitergeben. Oft sind hier eine Vielzahl verschiedener Gene betroffen. War oder ist einer der Elternteile an Anorexie erkrankt, steigt das Risiko der Nachkommen dafür.

In den vergangenen Jahren ist unser Verständnis dafür gewachsen, dass nicht nur der genetische Code, den wir seit unserer Geburt in uns tragen, eine Rolle spielt. Wir alle haben eine Vielzahl von Genen, die inaktiv sind. Mitunter können Umwelteinflüsse das Ablesen von Genen »an- oder abschalten«, was eine zusätzliche Ebene in die Betrachtung des Einflusses der Genetik bringt. Auch unsere Umwelterfahrungen nehmen hier also im Bereich der Genetik Einfluss.

Darüber hinaus erklären genetische Ausprägungen nicht unser ganzes menschliches Dasein. Auch unsere Eltern und unsere Mitmenschen formen uns.

Impulsivität ist als Persönlichkeitseigenschaft zum Beispiel stark genetisch determiniert. Wir kommen sozusagen mehr oder weniger impulsiv zur Welt. Wie sich diese Eigenschaft ausprägt, hängt aber von äußeren Einflüssen ab. Zum Beispiel davon, ob unsere Eltern eher ihrer Impulsivität freien Lauf lassen oder sie kanalisieren.

Entweder kann diese Neigung zur Impulsivität also zu unüberlegtem Verhalten mit bedenklichen Folgen wie einem erhöhten Substanzgebrauch und Straffälligkeit führen, weil Menschen nicht über ihre Taten nachdenken, sich den schnellen Kick holen und gefährliche Grenzen überschreiten. Oder sie nützen die Energie ihrer Impulsivität als Broker, Künstler oder Sportler für etwas Positives.

Ein anderes Beispiel sind emotional eher kalte Menschen, die in der alten Literatur als »psychopathisch veranlagt« und in den gängigen neuen Klassifikationssystemen als »Menschen mit limitierten prosozialen Emotionen« bezeichnet werden. Diesen Menschen spüren weniger Angst und sind zumeist überzeugt, dass sie aus Konfrontationen als Sieger hervorgehen werden. Auch dafür gibt es eine genetische Komponente, die aber nie losgelöst von der Umwelt zu betrachten ist.

Menschen mit entsprechender Persönlichkeitsstruktur sind besonders häufig in Gefängnissen anzutreffen, aber ebenso auch in höheren Managementebenen. Die Grundvoraussetzung einer geringeren Ängstlichkeit, auch bei Konflikten, kann also je nach Lebenserfahrungen und Umweltbedingungen unterschiedliche Ausprägungen zeigen.

Fazit: Auch die Genetik kann eine Ursache für psychische Erkrankungen sein, doch ob sie sich durchsetzt oder nicht entscheiden Umwelteinflüsse und bis zu einem gewissen Grad auch wir selbst mit.

Die häufigsten Erkrankungen

Was für die Krankheitsursachen gilt, gilt noch stärker für die Krankheitsbilder, die sich uns in der Kinder- und Jugendpsychiatrie zeigen. Auch hier finden Verschiebungen und Schwankungen statt, in einem in Wellen ablaufenden dynamischen Prozess, der oft mit gesellschaftlichen Trends zusammenhängt.

So waren in den vergangenen Jahren Schwankungen bei der Zahl von ADHS-Diagnosen zu bemerken. Was in diesem Fall mit der erhöhten Aufmerksamkeit von Ärzten und betroffenen Personen als Folge der medialen Berichterstattung darüber zu tun hatte. Tatsächlich dürfte ADHS über die Jahre hinweg ziemlich gleich verbreitet gewesen sein. Rund fünf Prozent aller Kinder und Jugendlichen leiden weltweit darunter. Auch hier hat vor allem die Zahl derer zugenommen, die sich deshalb Hilfe geholt haben.

Was sind nun eigentlich die häufigsten psychischen Erkrankungen bei Kindern und Jugendlichen? Hier die drei wichtigsten.

Erstens. *Angststörungen.* Sie stehen nicht zufällig ganz oben auf dieser Liste. Bei Kindern und Jugendlichen stellen sie genau wie bei Erwachsenen die häufigste psychische Erkrankung dar und sie sind äußerst beeinträchtigend. Angststörungen schränken die Lebensqualität ein und hemmen die Funktionalität der Betroffenen im Alltag, etwa weil sie das Haus nicht mehr verlassen können oder Dinge, die uns einfach vorkommen, wie etwas das Benutzen öffentlicher Verkehrsmittel ihnen große Überwindung abverlangt.

Häufig sehen wir diese Patienten kaum, weil bei einigen Formen von Angststörungen die Angst so groß werden kann, dass sie das Haus nicht mehr verlassen können. In die kinder- und jugendpsychiatrischen Einrichtungen kommen nur die schweren Fälle, die einer stationären Behandlung und einer ständigen Beobachtung bedürfen. Viele weniger stark ausgeprägte Ängste lassen sich gut im niedergelassenen psychotherapeutischen Bereich versorgen. Weil Angststörungen besonders häufig sind, möchte ich hier etwas detaillierter darauf eingehen.

Zunächst zur Beruhigung: Nicht alles, was mit Angst zu tun hat, ist gleich eine Angststörung. Bei Kindern gibt es auch die harmlosen Ängste, die beim Heranwachsen auftreten. Etwa die Angst vor der Dunkelheit, Angst vor anderen Menschen in Form des »Fremdelns« oder häufig auch eine vorübergehende Angst vor Hunden sind normale Phänomene, die in einem gewissen Alter auftreten und meist von selbst wieder verschwinden.

Besonders bei Schulkindern beobachten wir häufig Ängste vor Tieren, bestimmten Dingen oder Situationen. Sie sind klinisch irrelevant, solange die Kinder so damit umgehen können, dass es zu keinen Einbußen in ihrem alltäglichen Leben kommt.

Je älter die Kinder werden und besonders, je mehr es in Richtung Jugend geht, desto mehr dominieren die sozialen Ängste. Betroffene haben dann zum Beispiel das Gefühl, einer Situation nicht mehr entkommen zu können und ständig prüfenden Blicken ausgesetzt zu sein. Das kann Vermeidungsverhalten bewirken, etwa bei Referaten, oder bei der Benutzung öffentlicher Verkehrsmittel oder von Fußgängerzonen. Sich ständig beobachtet zu fühlen, ist ja tatsächlich unangenehm.

Auch hier kann es sich noch um ein entwicklungsbedingtes vorübergehendes Phänomen handeln, Jugendliche müssen ihren Platz in der Peergroup erst finden und sind mitunter sozial unsicher. Der Übergang zu echten Angststörungen ist dann fließend. Wenn Betroffene ihrer Ängste wegen ihren Alltag nicht mehr bewältigen können, also etwa wegen eines anstehenden Referates nicht in die Schule gehen oder sogar überhaupt das Haus nicht mehr verlassen wollen, ist eine Behandlung erforderlich.

Zweitens. *ADHS und Verhaltensstörungen.* Von ADHS Betroffene haben Probleme mit Aufmerksamkeit, Impulsivität und motorischer Hyperaktivität. Kinder haben dann mitunter Schwierigkeiten, im Unterricht sitzen zu bleiben oder dem Unterricht konzentriert zu folgen, was in diesem Fall aber nichts mit mangelnder Begabung zu tun hat.

Beim Bestehen eines Verdachts auf eine ADHS-Störung ist eine gründliche Diagnostik wichtig, die immer auch eine Überprüfung der kognitiven Leistungsfähigkeit und eine gründliche körperliche Untersuchung beinhalten sollte. Die Therapie erfolgt in aller Regel über ein sogenanntes multimodales Vorgehen. Das heißt, dass Therapeuten mit den Eltern im Rahmen eines sogenannten Elterntrainings sowie mit den Lehrern und den Kindern arbeiten. Ergänzend ist eine medikamentöse Therapie möglich.

Drittens. *Affektive Störungen.* Eine der bekanntesten affektiven Störungen ist die Depression. Während sie bei männlichen und weiblichen Kindern etwa gleich häufig auftritt, berichten mit Einsetzen der Pubertät häufiger Mädchen beziehungsweise Frauen über eine entsprechende Symptomatik. Andere affektive Störungen wie die bipolare Störung treten selten bei Unter-18-Jährigen auf. Sie sind eher ein Phänomen bei Erwachsenen.

Zu diesen häufigsten Krankheitsbildern bei Kindern und Jugendlichen kommen viele andere wie Zwangsstörungen, posttraumatische Belastungsstörungen, Autismus und Essstörungen, die allerdings seltener sind. Störungen mit Substanzkonsum, bipolare Störungen, Schizophrenie und verschiedene psychotische Störungen sind in der jüngeren Altersgruppe selten und treten eher erst ab dem 16. Lebensjahr auf.

Aktuelle Phänomene

Die öffentliche Diskussion über den Zustand der »Jugend von heute« ist allerdings weniger von diesen klassischen Krankheitsbildern geprägt, als vielmehr von Phänomenen, die in der allgemeinen Wahrnehmung aus unterschiedlichen Gründen gerade ganz oben stehen. Dazu gehören neben den beschriebenen Essstörungen auch die Selbstverletzungen, die »Gaming Disorder« und das Borderline-Syndrom.

Selbstverletzung. Selbstverletzungen, mein Hauptforschungsgebiet, sind ein heikles, wichtiges und weitreichendes Thema, das auch ohne Präsenz auf *Instagram* an

Bedeutung gewinnt. Es geht nicht nur um das bekannte »Ritzen«. Selbstverletzungen können vom Vereisen mit einem Deodorant bis zum Blutigschlagen einer Faust an einer Wand reichen. Schneiden und Ritzen sind typisch für Mädchen, Schlagen dagegen eher für Jungen.

Selbstverletzungen sind keine eigenständige psychische Erkrankung, sondern ein Symptom, das auf alle möglichen Erkrankungen hinweisen kann. Es hat viel mit Impulskontrolle und Emotionsregulierung zu tun. »Mir geht es nicht gut, ich habe unangenehme Gefühle, also verletze ich mich selbst, damit sie weggehen«, sagen Betroffene. Bei einer Studie gaben rund 26 Prozent aller Unter-15-Jährigen an, sich zumindest einmal im Leben selbst verletzt zu haben. Dauerhaft und regelmäßig tun es zwei Prozent.

Ist es unsere Schuld? Haben wir als Eltern versagt? Bieten wir unserem Kind ein so trauriges Leben, dass es sich verletzen muss? Über Fragen wie diese zerbrechen sich Eltern betroffener Kinder den Kopf. Selten trifft sie aber die alleinige Schuld daran, und manchmal gar keine. Hier spielen, wie am Beispiel der einschlägigen *Instagram*-Gruppen gezeigt, häufig soziale Einflüsse eine Rolle. Der größte Risikofaktor für Kinder und Jugendliche, sich selbst zu verletzen, besteht darin, jemanden zu kennen, der es tut und der aus dem Freundeskreis oder sogar aus der eigenen Familie stammt.

Wenn Kinder oder Jugendliche dann nicht wissen, wohin mit ihren Sorgen und ihrem Schmerz, fällt ihnen dieses Verhalten ein und sie probieren es aus.

Viele merken, dass zum Beispiel Ritzen richtig wehtut und lassen es gleich wieder bleiben. Von den 26 Prozent, die sich bereits selbst verletzt haben, versuchen es etwa vierzig Prozent nur ein- bis zweimal. Andere bleiben dran, bis es problematisch wird und etablieren die Selbstverletzung als Methode, Probleme zu lösen. Kurzfristig geht es ihnen damit ja auch tatsächlich besser. Weshalb viele die Frage stellen: Wo ist eigentlich das Problem?

Es besteht darin, dass diese Art, mit Gefühlen fertig zu werden, kurzfristig funktionieren mag, langfristig aber Narben hinterlässt, die ein Leben lang an schwere Zeiten erinnern. Außerdem werden Selbstverletzungen mit der Zeit häufiger und, wegen steigender Schmerztoleranz, schwerer. Selbstverletzungen sind immer Ausdruck einer seelischen Krise und sollten zum Nachfragen veranlassen.

Gaming Disorder. Die »Gaming Disorder«, die zumeist im Internet ausgelebt wird, aber sich auch offline abspielen kann, ist eines der neuen Krankheitsbilder im Klassifikationssystem der *WHO*. Die Frage ist hier bloß: Ab welchem Punkt wird Videospielen krankhaft und wie erkennen es Eltern, wenn Kinder diesen Punkt überschreiten?

Es gibt dafür keinen in Spielstunden festgelegten Zahlenwert. Es gelten vielmehr ähnliche Kriterien wie bei den substanzbezogenen und den Verhaltenssüchten: die Vernachlässigung anderer Freizeitaktivitäten, Defizite in der Schule und das Nichterreichen von Entwicklungszielen sind Warnhinweise.

Egal also wie Kinder und Jugendliche »gamen«, wenn es für sie zum dominierenden Lebensinhalt wird, hinter den andere Interessen zurücktreten, sollte es abgeklärt werden und erfordert bei Bestätigung eine Behandlung.

Die »Gaming Disorder« ist dabei mit anderen Süchten vergleichbar. Es kommt zu einer zunehmenden Eskalation. Die Betroffenen spielen mehr und mehr und es kommt zum Kontrollverlust. Die Sucht verselbstständigt sich. Sie bestimmt jetzt das Leben der Betroffenen, selbst wenn sie sich der negativen Konsequenzen bewusst sind.

Andere Dinge, die früher wichtig waren, wie etwa Kontakte zu Freunden oder der Familie treten in den Hintergrund. Dazu kommen Schwierigkeiten im Alltag, wie etwa Schulprobleme.

Borderline-Syndrom. Der Begriff »Borderliner« hat sich zu einem umgangssprachlich verwendeten Schmähwort entwickelt und viele Menschen gehen sehr bedenkenlos mit solchen Zuschreibungen um, was für Betroffene verletzend sein kann. Aber was genau ist das »Borderline-Syndrom«, das auch bei Jugendlichen auftritt, eigentlich?

In unserem Verständnis dieses Syndroms hat sich in den vergangenen Jahrzehnten manches verändert. Prinzipiell handelt es sich um eine Erkrankung aus der breiten Gruppe der Persönlichkeitsstörungen. Zu ihnen gehören etwa auch Persönlichkeitsstörungen wie die narzisstische (Überschätzung der eigenen Fähigkeiten und gesteigertes Verlangen nach Anerkennung), die histrionische (egozentrisches, dramatisch-theatralisches und extrovertiertes Verhalten), die anankastische (Rigidität, Perfektionismus, ständige Kontrollen, Zweifel und ängstliche Vorsicht, keine Fehler zu machen) oder die dependente (überstarke Trennungsängste, klammerndes Verhalten, geringes Selbstbewusstsein und depressive Grundstimmung).

Das Borderline-Syndrom ist durch Impulsivität und Instabilität von Gefühlen, Stimmungen, der Identität sowie der zwischenmenschlichen Beziehungen gekennzeichnet. Betroffene erleben eine hohe Instabilität bezüglich ihrer eigenen Ziele und des eigenen Selbst. Auch ein übertriebenes Bemühen, nicht verlassen zu werden, sowie Selbstverletzungen und wiederholte Suizidversuche können zu den Symptomen gehören. Insgesamt leiden etwas zwei Prozent der Gesamtbevölkerung am Borderline-Syndrom. Im Jugendalter ist der Anteil etwas höher als bei Erwachsenen. Hier gehen manche Studien von bis zu vier Prozent aus.

Der Umgang der Kinder- und Jugendpsychiatrie und der Psychiatrie im Allgemeinen mit Persönlichkeitsstörungen verändert sich. Das hat auch mit der Neuauflage des Klassifikationssystems der *WHO* zu tun. Die Grenzen zwischen den unterschiedlichen Persönlichkeitsstörungen, die wie oben beschrieben als eigenständige Krankheiten gelten, lösen sich auf. Der früher bestehende »kategoriale« Ansatz (man hat eine histrionische Persönlichkeitsstörung, oder man hat sie nicht), weicht einem »dimensionalen« Ansatz, der die Persönlichkeit auf verschiedenen Ebenen beschreibt. Das ist viel näher an der tatsächlichen Realität, als es zuvor der Fall war.

Die einzige Störung, die weiter als spezifische Form der Persönlichkeitsstörung bestehen bleiben wird, ist das Borderline-Syndrom. Denn es ist aufgrund zahlreicher Forschungsergebnisse klar abgrenzbar: emotionale Dysregulation, dieses Schwanken zwischen Extremen im Miteinander, begleitet von Bemühungen, das Verlassenwerden zu vermeiden oder von selbstverletzendem beziehungsweise suizidalem Verhalten. Zeigen Jugendliche Anzeichen für Instabilität im Selbstbild, Schwierigkeiten im Kontakt zu anderen oder verletzen sie sich häufig selbst, sollten die Eltern Experten aufsuchen.

Auch was den Verlauf von Persönlichkeitsstörungen betrifft, ist das Bild teilweise noch veraltet. Lange galten sie als quasi unheilbar. Das war zum Glück falsch. Beobachtungen von Patienten mit Persönlichkeitsstörungen über zehn Jahre hinweg zeigten, dass diese Krankheiten weniger stabil als angenommen sind. Das sollten Eltern betroffener Kinder wissen und es sollte sie ermutigen, Fachärzte aufzusuchen. Es gibt gute, evidenzbasierte Behandlungsmaßnahmen. Vor allem Psychotherapie bringt Erfolge.

Überlegene Jugend

Es ist also natürlich falsch, dass »die Jugend von heute« immer fauler und kaputter wird. Das ist nur die tausendste Neuauflage der Zuschreibung, zu der ältere Generationen gegenüber den jüngeren schon immer geneigt haben. Die Jugend wird auch nicht psychisch immer labiler oder kranker. Statistiken und Beobachtungen zeigen, dass es leichte Verschiebungen bei Krankheitsursachen, Krankheitsbildern und Diagnosehäufigkeiten gibt, aber im Allgemeinen ist die psychische Gesundheit der Jugend seit fünf Jahrzehnten auf dem gleichen Niveau geblieben.

Mein Eindruck von der »Jugend von heute« ist vielmehr, dass sie früheren jungen und auch uns älteren Generationen einiges voraushat. Die »Fridays for Future«-Bewegung zum Beispiel, bei der Jugendliche gut organisiert Verantwortung für den Planeten übernehmen wie keine Generation vor ihnen, spiegelt ihren Zustand und ihren Geist besser wieder als diese alten, von Generation zu Generation reflexhaft wiederholten Phrasen.

Klarerweise ist es auch für diese Jugendlichen reizvoll, der Elterngeneration Verfehlungen vorhalten zu können, aber wir müssen doch bekennen, dass sie in der Sache recht haben. Die Ressourcenausbeutung, der unverantwortliche Umgang mit unserem Planeten, das sind Dinge, die nicht schönzureden sind, die wir und andere Generationen vor uns zu verantworten haben und für die sie nichts können, deren Konsequenzen sie aber zu tragen haben.

Sie könnten einfach in die Opferrolle verfallen. In Fatalismus, der ihnen als Unschuldige am Zustand des Planeten sogar zustehen würde. Doch interessanterweise tun sie das nicht. Sie kämpfen konsequent, mit wohldurchdachten Mitteln und letztlich auch in unserem Interesse. Und das, obwohl sie die erste Generation seit dem Zweiten Weltkrieg sind, der es vermutlich wirtschaftlich schlechter gehen wird als ihren Eltern. Diese Jugend weiß das, und trotzdem tut sie etwas. Sie vernetzt sich. Sie hat Problembewusstsein entwickelt und statt sich in Gejammer und Schuldzuweisungen zu ergehen, findet sie Lösungsansätze.

Ich zum Beispiel weiß zwar, dass Fleischkonsum einer der großen Treiber der Erderwärmung ist, trotzdem entspreche ich dem bei meiner eigenen Ernährung nicht konsequent. Die Jugendlichen sind da anders. Unter ihnen gibt es einen deutlichen Trend zum Veganismus. Und das nicht, weil er wie vielleicht noch vor zehn oder 15 Jahren eine Modeerscheinung wäre. Da tut sich vielmehr etwas, das wir anerkennen müssen. Die Jugendlichen sind in ihrem Kampf für ihren Planeten extrem authentisch, und das macht sie stark.

Wir stehen als Menschheit vor interessanten Entwicklungen und ich wage zu behaupten, dass uns die »Jugend von heute« bei deren Bewältigung in einigem überlegen sein wird. Viele ältere Menschen nennen sie nach wie vor faul, aber ist es nicht eher umgekehrt? Sind nicht eher wir diejenigen, die noch Bequemlichkeiten genießen, auf die diese Jugendlichen schon dankend verzichten? Sind es zum Beispiel nicht wir, die noch immer überall mit dem Auto hinfahren, während sie zunehmend auf den Führerschein oder zumindest auf den Besitz eines eigenen Autos verzichten und öffentliche Verkehrsmittel oder das Fahrrad wählen, und zwar definitiv nicht nur, weil das billiger ist?

DIE ÜBERSEHENE GENERATION

Während die Abteilungen für Kinder- und Jugendpsychiatrie an den Krankenhäusern schon immer deutlich ausgelastet waren, mitunter mit monatelangen Wartezeiten für stationäre Behandlungen, kamen während der pandemiebedingten Lockdowns so viele Patienten, dass wir Fachärzte die Zustände nicht mehr unkommentiert lassen konnten. Eine Weile sahen wir mit wachsendem Unbehagen zu, aber irgendwann war klar, dass wir an die Öffentlichkeit gehen und warnen mussten. Doch was passierte hier wirklich? Warum kamen ab dem Herbst 2020 auch Kinder ganz ohne typische Risikofaktoren und aus allen Gesellschaftsschichten? Woran litten sie und was genau hatte ihre Krankheiten verursacht? Wie konnten wir ihnen helfen? Und was können Eltern, Lehrer und Bildungs- und Gesundheitspolitiker daraus lernen, um unsere Kinder und Jugendlichen fit für die Zukunft zu machen?

Während des ersten Lockdowns war nichts. Es kamen sogar weniger Patienten als sonst. Denn ein paar Wochen keine Schule, das geht. Das sind Kinder und Jugendliche aus den Sommerferien gewöhnt. Die Situation war auch in gewisser Weise aufregend für alle. Es gab noch keine Lockdown-Müdigkeit. Es herrschte noch das Gefühl vor, jetzt müssen wir da durch. Das motivierte und gab Kraft. Auf einmal daheim bleiben können, mit ein bisschen Online-Unterricht, bei dem sie noch dazu zeigen konnten, dass sie auf diesem Gebiet ihren Lehrern und ihren Eltern zumeist überlegen waren, das war noch in Ordnung.

Doch im Spätherbst war alles anders. Die von einer gewissen Neugier und Abenteuerlust, aber auch von Zusammenhalt geprägte Stimmung des ersten Lockdowns war verflogen. Niemand wusste mehr so genau, wann dieses Durchhalten müssen ein Ende haben würde und alle sehnten sich mit wachsender Ungeduld und wachsender Resignation nach ein bisschen Normalität.

Rasch wurde die Lage prekär. Auch deshalb, weil jetzt alle, auch die Jugendlichen, verstanden oder zumindest spürten, dass hier mehr als nur ein vorübergehender Ausnahmezustand herrschte. Dass die Pandemie ein offenes Ende hatte und dass danach etwas kommen würde, das womöglich noch schlechter war. Etwas, das ihre ohnedies nicht rosigen beruflichen Zukunftsaussichten eintrüben und ihre Lebensentwürfe über den Haufen werfen könnte: eine Wirtschaftskrise nicht abschätzbaren Ausmaßes. Die kleineren Kinder verstanden das vielleicht noch nicht, aber sie konnten etwas davon spüren. Wenn eine Gesellschaft nicht mehr so recht weiter weiß oder verängstigt ist, dann beeinflusst das immer auch die Stimmung der Allerjüngsten.

Aus Sicht der Kinder- und Jugendpsychiatrie beinhalteten die Lockdowns alles, was in der Depressionsentstehung als auslösende Umweltfaktoren diskutiert wird. Die Kinder und Jugendlichen verloren den für sie so wichtigen Zugang zu Gleichaltrigen und gleichzeitig ihre täglichen Routinen, die ihnen Halt und Stabilität geben. Ihr Schlafrhythmus kam durcheinander, was Schlafstörungen verursachte. Vielen fehlte es an Bewegung und an frischer Luft. Schließlich erstreckte sich ihr Lebensraum nur noch zwischen Kinderzimmer, Bad und Küche.

Bei den Fällen psychischer Erkrankungen, mit denen wir Ende 2020 und Anfang 2021 zu tun hatten, zeigte sich uns Fachärzten ein ungewohntes Bild. Die klassischen Risikofaktoren Armut, »Broken Home«-Situationen oder durch Sucht und eigene psychische Erkrankungen belastete Eltern waren jetzt viel seltener anzutreffen. Jetzt kamen unsere Patienten aus allen gesellschaftlichen Verhältnissen, auch aus der Mittel- und Oberschicht, aus Familien ohne weitere Risikofaktoren. Sie waren erkrankt, weil das aus ihrem Alltag genommen worden war, was sie für ihre psychische Stabilität und ihre Entwicklung brauchen.

Das Home-Schooling und die Art, wie es stattfand, spielten dabei auch eine Rolle. Abgesehen davon, dass längst nicht jeder Haushalt über einen Computer für jedes Kind, einen stabilen Internetzugang und einen zum Nachhilfelehrer geeigneten Elternteil verfügte, wuchs nun auch der digitale Leistungsdruck auf die Schüler. Dies nicht nur im Vergleich zum ersten Lockdown, sondern auch im Vergleich zum alten analogen Schulalltag.

Denn während die Schulen im ersten Lockdown noch vergleichsweise milde Leistungsanforderungen an die Schüler gestellt hatten, kippte das jetzt ins Gegenteil. Die Schulen hatten ihren digitalen Unterricht professionalisiert, was ja im Grunde gut war, und die Lehrer wollten möglichst viel Stoff mit möglichst vielen Leistungsfeststellungen in möglichst kurzer Zeit durchbringen.

Stundenlang Schule vor dem Bildschirm, plus Hausübungen, Lernen und andere Projekte, das war für viele Schüler eine viel höhere Belastung, als der Unterricht im Klassenzimmer. Viele tauchten ab, weil sie nicht anders konnten, und fühlten sich als Versager, als abgehängt und litten darunter.

Alle, die Familien und vor allem die am stärksten betroffenen Jugendlichen ab 13 und 14 Jahren selbst, unterschätzten dabei das Problem der Schlafstörungen. Warum ist das so groß?

Jugendliche schlafen anders

Jugendliche haben aufgrund der Zeitpläne unseres Bildungssystems generell ein Problem mit dem Schlaf. Das lässt sich mit einer Verschiebung des Schlaf-Wach-Rhythmus erklären: Die Spitze der Konzentration des Schlaf-Hormons Melatonin im Blut verschiebt sich im Jugendalter nach hinten, was dazu führt, dass Jugendliche länger aufbleiben und dafür länger schlafen wollen.

Warum die Evolution das so wollte, darüber lassen sich nur Vermutungen anstellen. Eine dieser Vermutungen ist, dass diese Verschiebung evolutionär gewollt sein könnte, um für Jugendliche den für ihre Entwicklung so wichtigen Raum zu schaffen, in dem sie ungestört von ihren Eltern und ihren jüngeren Geschwistern unter sich sein können.

Jugendliche werden im normalen Schulbetrieb mit Beginn zwischen 7.30 Uhr und acht Uhr morgens also schlafdepriviert. Er widerspricht ihrer Natur. Studien haben hinlänglich dokumentiert, dass ein Schulbeginn für Jugendliche ab neun Uhr oder sogar ab 9.30 Uhr ideal wäre. Der Notendurchschnitt stieg bei solchen Studien um einen Grad und unter anderem kam es zu weniger Mobbing, weil bei ausgeschlafenen Schülern auch der Aggressionspegel niedriger ist. Eine Schule, die den Schulbeginn ab der Oberstufe von acht

Uhr um eine Stunde oder neunzig Minuten nach hinten verschiebt, würde genau das Richtige tun. Leider passiert das nicht, da es eine Anpassung des Gesamtsystems Schule und auch der Familie nach sich ziehen würde.

Lockdowns und Distance Learning schufen nun jedenfalls eine Extremsituation. Der Rahmen war nicht mehr starr genug, um den eigentlich unnatürlichen Schlafrhythmus zu stützen. Viele Schüler erzählten, dass sie erst einmal länger schliefen, um acht Uhr dann ihr Tablet einschalteten, damit beim jeweiligen Lehrer der Punkt neben ihrem Namen aufleuchtete und dann einfach weiterschliefen, während ihr Lehrer im Unterrichtsstoff fortschritt.

Allmählich zerfloss ihre Tagesstruktur, die gewöhnlich vom Aufstehen zur immer gleichen Zeit und dem Weg in die Schule bestimmt ist. An den Abenden schien dann nichts dagegen zu sprechen, länger mit Freunden online zu spielen oder bis in die Nacht hinein Serien zu schauen. Viele bewegten sich überhaupt nur noch zwischen dem Bett und dem Schreibtisch hin und her, oder nicht einmal das, womit dann auch noch ein Bewegungsmangel ihre Situation verschärfte.

Bewegung für die Seele

Bewegung macht sehr viel mit der Psyche. Gerade für Kinder und Jugendliche ist sie wichtig und kann enorm ausgleichend wirken. Wir wissen, dass sportliche Betätigung, die auch einigermaßen anstrengend ist, einen ähnlichen Effekt wie eine psychopharmakologische Therapie im Bereich der Depression hat.

Besonders bei Kindern hat Sport (beziehungsweise Bewegung) vor allem auch einen sozialen Aspekt. Er macht ihnen nicht nur Spaß, sondern bietet ihnen auch Raum, um sich auszutauschen, dem Alltag zu entfliehen und Stress abzubauen. Zudem kann Sport Erfolgserlebnisse liefern.

Umso schlimmer war es, dass auch die Sporteinrichtungen für Kinder und Jugendliche geschlossen waren. Wenn von einem Tag zum anderen neben der Tagesstruktur, dem Schlafrhythmus und den persönlichen sozialen Kontakten auch die Möglichkeiten zum Sport und zur Bewegung fehlen, kann das erst recht Folgen für die psychische Gesundheit haben.

Wozu genau führte das alles?

Zwei dominierende Diagnosen

Krankheiten, beziehungsweise Krankheitssymptome, die sich europaweit während der Lockdowns an den kinder- und jugendpsychiatrischen Stationen am häufigsten zeigten, waren vor allem zwei: Depressionen und Essstörungen.

Depression. Unsicherheit, Einsamkeit, fehlende soziale Kontakte. Diese Faktoren können in Kombination mit Schlafstörungen und den ganz normalen Problemen von Teenagern depressive Muster erzeugen. Studien aus der Zeit vor COVID-19 zeigen, dass auch in normalen Zeiten etwa zwanzig Prozent der Teenager irgendwann bis zu ihrem 18. Lebensjahr eine behandlungsbedürftige depressive Episode erleben, also jeder fünfte. Dieser Wert stieg mit den anhaltenden Lockdowns deutlich. Eine Studie der niederösterreichischen *Donau-Universität*, die ich begleiten durfte, ergab, dass die Lockdowns bei 58 Prozent der 14- bis 18-Jährigen und bei 46 Prozent der 18- bis 25-Jährigen Depressionen verursachten. 39 Prozent der Jugendlichen berichteten von Suizidgedanken.

Das sind dramatische Zahlen, bei denen zu betonen ist, dass sie wissenschaftlich noch nicht umfassend abgesichert sind. Sie stammen aus Online-Befragungen, von denen wir wissen, dass daran eher Betroffene teilnehmen. Die Ergebnisse hatten zu Redaktionsschluss dieses Buches auch noch nicht alle wissenschaftlichen Verifizierungsprozesse durchlaufen und für Laien kann vor allem das Ergebnis bei den Suizidgedanken dramatischer klingen, als es ist. Auch in normalen Zeiten liegt dieser Wert hoch, etwa ein Drittel der Jugendlichen berichtet darüber, sich zumindest einmalig mit dem Gedanken getragen zu haben, sich das Leben zu nehmen.

Denn düstere Gedanken, auch Suizidgedanken, gehören zum menschlichen Entwicklungsprozess dazu. Auch viele von uns haben schon einmal eine »Das hat doch alles keinen Sinn«-Phase durchlaufen. Dennoch zeigen diese Zahlen: Die Maßnahmen haben Spuren hinterlassen.

Essstörungen. Im sozial luftleeren Raum, in dem sich Kinder und Jugendliche während der Lockdowns bewegten, unterlagen die Essgewohnheiten einiger von ihnen einer ungünstigen Eigendynamik, von der sie nicht mehr loskamen. Wir stellten fest, dass Jugendliche schon während des ersten Lockdowns besorgt gewesen waren, sie könnten aufgrund ihrer neuen Inaktivität zunehmen, weshalb sie sich darauf konzentrierten, weniger zu essen und sich gleichzeitig teils intensiv sportlich zu betätigen. Reduzierte Ernährung, ein eigentlich vernünftiges Verhalten, konnte nun zur Magersucht werden, und sportliche Betätigung, ebenfalls an sich vernünftig, konnte exzessiv werden.

Hinter Essstörungen steht immer ein komplexes und individuelles Erklärungsmodell, aber ein Teil des Puzzles setzt sich aus sozialen Rollenmodellen zusammen, womit hier immer auch die Inhalte der Sozialen Medien ins Spiel kommen. Umso mehr, als Jugendliche sich während der Lockdown-Phasen mangels ausreichender Möglichkeiten zu persönlichen Kontakten dort besonders viel aufhielten.

Schon während des ersten Lockdowns folgten viele den Influencern, die einen gesunden Lebensstil und viel Sport vorleben, taten es ihnen gleich und konnten schließlich nicht mehr aus der Dynamik aussteigen. Erst recht wurden Challenges, wie bereits oben beschrieben, jetzt verhängnisvoll.

Identitätsentwicklung und »die anderen«

Zu den in den Lockdowns vermehrt auftretenden psychischen Erkrankungen bekamen Kinder und Jugendliche noch ein weiteres Problem, das über die Zeit der Coronabeschränkungen hinausreichen kann. Sie brauchen die Sozialkontakte zu Gleichaltrigen, dieses Unter-sich- und Ohne-Eltern-Sein, auch für die Entwicklung ihres Selbstbildes und ihrer Identität. Fällt es weg oder ist es auf digitale Kontakte reduziert, verändert sich auch die Identitätsentwicklung.

Identitätsentwicklung ist im Prinzip ein lebensbegleitender Prozess. Wir sind mit dreißig nicht die gleichen Menschen, die wir mit 45 sein werden und mit 45 nicht die gleichen wie mit sechzig. Dazwischen liegen jeweils Phasen, bei denen wir neue Rollenbilder sowie Denk-und Verhaltensweisen ausprobieren, uns dazu Rückmeldungen aus unserer Umgebung holen und entdecken, was davon zu uns passt, was davon wir sind und wer wir sind.

Bei Jugendlichen ist diese Phase besonders intensiv. Denn die Schritte vom Kind zum Jugendlichen und vom Jugendlichen zum jungen Erwachsenen sind besonders groß und die Erfahrungen beim Ausprobieren von Rollen sind in jungen Jahren besonders prägend. Außerdem haben Jugendliche besonders große Spielräume, sich auszuprobieren. Die Gesellschaft räumt sie ihnen ein.

Ab 13 oder 14 dürfen sie »schräg« sein und »verrückte« Dinge tun, Moden durchprobieren, die ihre Eltern entsetzlich finden, mit Substanzen experimentieren und sich den gerade aktuellen Jugendkulturen widmen. Die Phase zwischen 15 und 25 ist daher auch eine Phase, in der große Unterschiede zwischen den Jugendlichen bestehen. Erst in der Mitte der dritten Lebensdekade finden sich wieder deutlich ähnlicher werdende Lebensentwürfe.

In dieser Intensivphase der Identitätsfindung standen als Rückmeldungsgeber und Ansprechpersonen den Jugendlichen im Lockdown plötzlich nur noch ihre Eltern zur Verfügung. Die viel wichtigere Peergroup war nur noch digital verfügbar. Jugendliche brauchen aber wie gesagt andere Jugendliche, um sich im sozialen Kontext als werdende Erwachsene spüren und erleben zu lernen.

Ich glaube, dass die Jugendlichen diesen Entwicklungsrückstand nach den Lockdowns aufholen können. Wir werden sie nicht als »Verlorene« ins Erwachsenenleben entlassen. Die vielfach propagierte »Lost Generation« wird es so nicht geben. Genauso wie Kinder und Jugendliche die durch das Home-Schooling versäumte Bildung nachholen können, können sie auch diese Schritte ihrer Identitätsentwicklung nachholen. Doch auch dieses Problem sollte sich die Politik bewusst machen. Als starkes Argument dafür, dass jeder Lockdown für Jugendliche auch eine andere Dimension besitzt, als es das für Erwachsene tut.

Triage in der Kinder- und Jugendpsychiatrie

Als ganz konkrete Folge der Lockdowns wurde die für die Intensivstationen der Krankenhäuser so sehr befürchtete sogenannte Triage, also die ärztliche Entscheidung, wer behandelt wird und wer vorerst weitgehend sich selbst überlassen bleibt, bei uns in den kinder- und jugendpsychiatrischen Abteilungen Wirklichkeit, während sie an den Intensivstationen zum Glück ausblieb. Wir waren häufig erst im Jänner 2021 so weit, Kinder und Jugendliche aufzunehmen, deren stationären Behandlungsbedarf wir bereits im September 2020 erkannt hatten. Neue Patientinnen und Patienten mussten wir auf Mai oder Juni verweisen.

Für die Betroffenen und ihre Eltern, die aufgrund ihres Leidensdrucks eine hohe Schwelle überwunden hatten, um zu uns zu kommen, waren monatelange Wartezeiten auf Behandlungen keine guten Nachrichten. Beklemmend war das vor allem deshalb, weil Depressionen und Essstörungen unbehandelt ein besonders hohes Risiko bergen, gar nicht besser oder chronisch zu werden.

Uns in der kinder- und jugendpsychiatrischen Fachgesellschaft war klar, dass wir die Gesellschaft und auch die politischen Verantwortungsträger auf die Probleme der heranwachsenden Generation hinweisen mussten, da wir die Situation als von Tag zu Tag belastender wahrnahmen. Wieviel Lockdown ist Kindern und Jugendlichen zumutbar? Diese Frage lässt sich nicht eindeutig beantworten, denn es geht immer um Relationen. Sobald ein wirklich gefährliches Virus die Gesellschaft bedroht und es um eine Abwägung zwischen massenhaftem Tod und psychischer Belastung der Kinder und Jugendlichen geht, sind harte Maßnahmen zu setzen, die zunächst durchgestanden werden müssen. Danach sind die Folgeschäden zu identifizieren und zu reparieren.

Denn um psychisch belastet zu sein, müssen auch Kinder und Jugendliche erst einmal am Leben sein. Je länger eine solche Situation andauert, umso mehr müssen aber die Gefahren, die von einem Virus selbst ausgehen, in der Gesamtbewertung in ein Verhältnis zu den möglichen Folgen gesetzt werden, die bei seiner Bekämpfung entstehen.

In der ersten Phase der Pandemie, als alles noch ungewiss und neu war, war es logisch, auch die Schulen zur Sicherheit zu schließen. Bei erneut ansteigenden Zahlen aktivierte die Politik diesen Mechanismus wieder. Erst nach einigen Monaten schuf sie Alternativen, um einen Schulbesuch unter gesteigerten Sicherheitsvorkehrungen zu ermöglichen.

Neben den psychischen Belastungen ist nicht zuletzt auch der damit verbundene Bildungsrückstand für Kinder und Jugendliche ein ernstes Problem. Dazu gibt es Berechnungen, die sich mit den Folgen mehrwöchiger Lehrer-Streiks befassen. Der dadurch verursachte Rückstand setzte sich bei den Schülern tatsächlich bis zum Schulabschluss fort. Vor allem dort, wo Abschlussnoten wichtig sind, können daraus lebenslange Weichenstellungen resultieren. Auch das muss in die Bewertung der Maßnahmen einer Pandemiebekämpfung einfließen.

Die Lockdowns, das Zusperren, das Wegnehmen von sozialen Kontakten und Entwicklungsmöglichkeiten haben in der Psyche von Kindern und Jugendlichen Kollateralschäden verursacht, von denen selbst wir in der Kinder- und Jugendpsychiatrie nur die sogenannte Spitze des Eisbergs sehen. Ich sage das auch deshalb so eindringlich, weil nicht nur die österreichische und die deutsche, sondern mehrere Regierungen bei ihren Entscheidungen die Interessen der Kinder und Jugendlichen zunächst viel zu wenig berücksichtigt haben.

Dass es völlig an Problembewusstsein fehlte, würde ich nicht sagen. Das Problem dabei ist vielmehr, dass die Jugend anders als die Industrie, der Handel, die Gastronomie und sogar die Friseure keine mächtige Lobby hat. Die hat sie deshalb nicht, weil es bei ihr weder um Geld noch um Wählerstimmen geht.

Die Jugend zu schützen bedeutet zwar nicht nur, die einzelnen Kinder und Jugendlichen zu schützen, sondern auch die Zukunft des Planeten abzusichern, doch in volkswirtschaftlichen Statistiken lässt sich das schlecht abbilden. Bei Maßnahmen zum Schutz der Jugend gibt es keine dankbaren, unmittelbaren Nutznießer außer sie selbst.

Nach der langen Schließung der Schulen war die Rückkehr für viele Schüler heiß ersehnt, für einige aber auch mit Angst verbunden. Vor allem dann, wenn sie glaubten, den Anschluss an den Schulstoff verpasst zu haben. Nach der Wiedereröffnung der Schulen war es zunächst einmal wichtig, die Kinder und Jugendlichen einfach ankommen zu lassen. Vor allem jene, die davor meinten, sie könnten es sich nach all den Lockdown-Wochen gar nicht mehr vorstellen, das Haus wieder zu verlassen und unter Menschen zu gehen.

Richtig handelten die Schulen und die Lehrer, die verstanden hatten, dass es nach der Wiedereröffnung nicht darum gehen konnte, den Schulstoff möglichst komplett durchzukriegen und den Rest des Schuljahres für möglichst vielen Leistungsfeststellungen zu nützen. Der österreichische Bildungsminister rief für das Schuljahr 2020/2021 zur Milde auf. Wenn bei der Bewertung von Schülern grundsätzlich auch die Leistungsbereitschaft mit einfließen soll, also die erzielten Ergebnisse im Verhältnis zu den Möglichkeiten der Schüler, dann sollte das besonders in den Corona-Zeugnissen Berücksichtigung finden.

Anders als in der reinen Leistungsüberprüfung sollte es vielmehr darum gehen, eine der großen Erkenntnisse des Lockdowns für alle Schulsysteme der Welt umzusetzen: dass Schule mehr ist als ein Ort der Wissensvermittlung und dass Lehrer mehr sind als Menschen, die am Vormittag recht und am Nachmittag frei haben. Dass in der Schule etwas passiert. Dass sie auf ihre Weise für Kinder und Jugendliche ein *place to be* ist, ein Ort, an dem sie sich auf vielfältige und komplexe Weise entwickeln, an dem sich ihre Persönlichkeiten formen, sie ihre Rolle in der Gemeinschaft finden und an dem sie ein Bedürfnis nach sozialem Kontakt befriedigen können.

Diese Jugend mag die digitale Kommunikation zum fixen Bestandteil ihres Lebens gemacht haben, aber sie braucht deshalb um nichts weniger als alle Generationen vor ihr das analoge Gegenüber zum Wahrnehmen und Wahrgenommen werden und die persönliche Begegnung.

Was bleibt von der Pandemie?

Im besten Fall werden künftige Erwachsene, die den Ausbruch der COVID-19-Pandemie als Kinder und Jugendliche erlebt haben, die Zeit der Lockdowns als schwierige, aber in gewisser Weise auch abenteuerliche Episode in ihrem Leben in Erinnerung behalten. Sie werden sie als Zeit in Erinnerung behalten, in der Familienmitglieder besonders stark miteinander konfrontiert waren, was sie nachträglich als positiv oder negativ empfinden werden.

Väter, die vielleicht sonst immer auf Dienstreisen waren, waren plötzlich wieder fixer Bestandteil des Familienlebens. Selbst Eltern, die sonst immer gelassen und cool waren, stießen an ihre Grenzen, und sie als Kinder waren mittendrin. Viele werden sich auch an den Stress ihrer Eltern wegen Kurzarbeit, Jobverlust und Existenzängsten erinnern. In jedem Fall mussten auch ihre Eltern ein eingeschränktes Leben führen, sich im Home-Office beweisen und erst mit der Situation umzugehen lernen. Sie dabei zu beobachten bleibt für Kinder und Jugendliche zweifellos eine einprägsame Erfahrung.

Sie werden die Lockdowns auch als Zeit in Erinnerung behalten, in der sich die Schulen an neuen Unterrichtsformen erprobten, und wo sie merkten, wie sehr sie im wichtigen und zukunftsreichen digitalen Bereich vielen ihrer Lehrer ebenbürtig oder mitunter sogar überlegen sind. Wahrscheinlich werden sie sich auch daran erinnern, dass sie zwar mit ihrer Kernfamilie extrem viel Zeit verbrachten, aber der erweiterte Verwandtschaftskreis, vor allem die Großeltern, in den Hintergrund rückte. Mit allen Folgen für privat organisierte Betreuungsverhältnisse.

Und natürlich werden sie sich daran erinnern, was der Verlust des bis dahin als selbstverständlich erachteten zwanglosen Austauschs mit Gleichaltrigen mit ihnen machte. Vielleicht werden sie daraus mehr noch als bisher mitnehmen, wie wichtig Freundschaften im Leben sind.

Doch damit alle, die den Ausbruch der Pandemie und die Zeit der Lockdowns als Kinder und Jugendliche erlebten, eines Tages von sicherer Position aus nahezu nostalgisch darauf zurückblicken können, müssen wir einiges tun. Dabei wird es nicht bloß um die Beseitigung der Langzeitschäden gehen, die unmittelbar aus der Pandemie hervorgehen können. Die sind noch nicht sichtbar, aber sie kündigen sich an. Es ist vielmehr eine Erkenntnis der Psychiatrie ganz allgemein, dass psychische Krisen vor allem nach dem Abklingen der akuten Bedrohung kommen, wenn der äußere Druck nachlässt.

Mit der Rückkehr der Kinder und Jugendlichen in die Schulen und in ihre Peergroups, mit der Öffnung der vertrauten Sportangebote und anderen Freizeitmöglichkeiten sind diese Dinge in den Griff zu bekommen. Bloß wird das reichen, um die alte Normalität wieder herzustellen? Ich glaube, dass sich die Frage so nicht stellt. Denn die alte Normalität wird in keinem Fall zurückkommen. Dafür haben wir als Gesellschaft während der Pandemie zu viele neue Erfahrungen gemacht und dafür wird die Pandemie zu viele wirtschaftliche, soziale und auch gesundheits- und bildungspolitische Änderungen mit sich bringen. Die Welt nach den Lockdowns ist eine in vielen Details erneuerte und damit auch eine in ihrer Gesamtheit veränderte, die es erst wieder zu entdecken und einzuordnen gilt.

Die Welt, in der unsere Kinder leben werden, wird sich dabei aufgrund der sich exponentiell beschleunigenden Innovationszyklen von unserer viel stärker unterscheiden, als sich je eine Welt der Kinder von jener ihrer Eltern unterschieden hat. Unsere Kinder werden, um sie zu bewältigen, Kompetenzen brauchen, die wir ihnen so konkret gar nicht mitgeben können, weil wir sie selbst nicht haben. Was wir ihnen aber mitgeben können, ist Resilienz, innere Kraft und psychische und seelische Gesundheit, alles Voraussetzungen, um Neuem motiviert, interessiert und lösungsorientiert zu begegnen. Wenn wir das schaffen, ist schon viel getan. Es ist wahrscheinlich sogar das Wichtigste, was ältere Generationen überhaupt schaffen können.

Leicht wird dieser Prozess des Wandels auch deshalb nicht, weil sich vor uns die dunklen Wolken jener Wirtschaftskrise auftürmen, deren Ausmaße noch niemand richtig abschätzen kann. Sie kann zum Beispiel Armut als Risikofaktor für psychische Erkrankungen bei Kindern und Jugendlichen in Dimensionen zurückbringen, wie wir sie seit dem Wiederaufbau nach dem Zweiten Weltkrieg nicht mehr kennen. Insgesamt wird sie sich auf die Familien auswirken. Es wird auch bei Eltern vermehrt zu psychischen Erkrankungen, etwa Suchterkrankungen, kommen, was wiederum das Risiko der Kinder und Jugendlichen, ihrerseits psychisch zu erkranken, wie beschrieben erhöht.

Zudem wird die Kontrolle über die Pandemie unseren Blick wieder auf ein noch größeres Problem freimachen, das vor allem die Kinder und Jugendlichen betrifft: auf den Klimawandel, dessen Dimensionen uns sehr wohl bekannt sind, und dem wir trotzdem noch immer zögerlich und weitgehend ohnmächtig gegenüberstehen.

WAS WIR TUN KÖNNEN

Lockdown-Trauma, Wirtschaftskrise, Klimawandel und die ganze Welt in Veränderung: Leicht werden es unsere Kinder und Jugendlichen nicht haben. Was genau können wir ihnen mitgeben, damit sie die auf sie zukommenden Aufgaben besser meistern? Wie können wir sie zu psychisch gesunden, resilienten und stabilen Menschen erziehen? Das geht auch in Zeiten sich eintrübender Perspektiven und vielfältiger neuer Belastungen. Aber wie?

Nach den Schulöffnungen im Februar 2021 ging der Andrang von Patienten an unseren Stationen rasch wieder auf ein normales Niveau zurück, was den Zusammenhang zwischen den Lockdowns und den psychischen Erkrankungen der Kinder und Jugendlichen noch einmal bestätigte. Entwarnung war zu diesem Zeitpunkt trotzdem nicht angesagt. Denn vieles, was die Pandemie bringen wird, viele Veränderungsprozesse, die sie ausgelöst oder beschleunigt hat, waren damals noch nicht richtig spürbar.

So etwa schoben die Staatshilfen für die Wirtschaft die erwartete Insolvenzwelle und die damit verbundene Arbeitslosenwelle sowie den erschwerten Zugang zu Praktika und zum Jobmarkt ganz allgemein auf. Die Arbeitslosenzahlen stiegen zwar, aber die meisten Ökonomen gingen davon aus, dass dies erst der Anfang war. Der soziale Status von Millionen Menschen wird demnach sinken, viele werden aus der Mittelschicht in ärmere sozioökonomische Verhältnisse geraten und fast alle werden auf die geänderte Situation regieren und sich auf die eine oder andere Weise ändern müssen. Gleichzeitig werden wir den Klimawandel mit seinen teils dramatischen Entwicklungen und möglichen katastrophalen Folgen eindringlicher denn je vor Augen haben.

Bei all der berechtigten Hoffnung, dass mittel- und längerfristig nun auch ein Wandel zu einer digitaleren, ökologischeren und letztlich auch humaneren und sichereren Welt kommt, war eine Rückkehr dessen, was wir lange »Normalität« nannten, vermutlich von Anfang an Illusion. Wenn schon Normalität, dann wird es eine neue sein, und es wird dauern, bis sie sich etabliert.

Die kommenden Herausforderungen, vor allem die wirtschaftlichen, werden sich jedenfalls erst nach dem Abflauen der Corona-Krise allmählich in ihrer vollen Tragweite bemerkbar machen und dann auch in den

Familien ankommen. Gleiches gilt für die damit verbundenen psychischen Belastungen. Ein Phänomen, das Psychologen zum Beispiel auch während der internationalen Finanzkrise der Jahre 2008 und 2009 beobachteten.

Auch damals zeigte sich, dass die eigentlichen psychischen Herausforderungen den realen hinterherhinken können. Als die amerikanische Bank *Lehman Brothers* kollabierte und die Krise auslöste, starrten wir alle gebannt auf die Finanzwelt und die für viele noch neuen Zusammenhänge, die sich da zeigten. Dabei diskutierten wir über den Sinn und die Moral staatlicher Bankenrettungen. Die Folgen, mit denen fast jede einzelne Familie und fast jedes einzelne Individuum zu kämpfen hatte, hinkten dem inklusive einer steigenden Suizidrate hinterher.

In der Suizidforschung gibt es in diesem Zusammenhang den Begriff des »Pulling-Together-Effekts«. Er bedeutet, dass eine kollektive Bedrohung zunächst einmal Stillstand und ein Gefühl der Zusammengehörigkeit bewirkt. Erst wenn die Bedrohung nicht mehr so offensichtlich ist, wenn alle wieder mehr auf sich selbst gestellt und in sich gekehrt sind und wenn sie merken, was die eingetretenen Veränderungen konkret für ihr Leben bedeuten, beginnt die Auseinandersetzung mit dem neuen Zustand.

Erst nach der Finanzkrise stiegen deshalb, durch statistische Daten belegt, die Fallzahlen von Drogen- und Alkoholsucht und die von Suizid. Wobei vorauszuschicken ist, dass Kinder und Jugendliche weniger von Suiziden betroffen sind als Erwachsene. So haben wir zum Beispiel in der österreichischen Gesamtbevölkerung etwas mehr als tausend Suizide im Jahr, wovon weniger als fünf Prozent, zuletzt waren es rund vierzig Fälle, die Altersgruppe der Unter-18-Jährigen betrafen. Jugendliche mögen häufig Suizidgedanken haben, sie begehen auch Suizidversuche, aber Suizide selbst sind im Erwachsenenalter häufiger.

Was wirtschaftliche Krisensituationen mit der Psyche von Kindern und Jugendlichen machen können, hat bereits während der Pandemie eindrucksvoll eine britische Studie gezeigt. Es handelte sich um eine des *National Health Services* Großbritanniens mit 3.500 Probanden. Sie fußte auf einer repräsentativen Stichprobe und bot aufgrund kurz vor der Pandemie erhobener Vergleichsdaten gute wissenschaftliche Rahmenbedingungen für einen Vergleich.

Die Autoren der Studie sahen sich detaillierter an, welche Kinder es waren, die im Zuge der Pandemie psychische Probleme bekamen. Sie wollten wissen, was genau ihre Erkrankungen ausgelöst hatte. Eines der Merkmale war dabei, dass sie in Haushalten mit wachsenden finanziellen Sorgen lebten.

Zu diesen Merkmalen gehörten auch beengte Wohnverhältnisse, psychische Erkrankungen in der Familie, eigene psychische Vorerkrankungen und andere klassische Risikofaktoren, aber nun stand eben auch Existenzangst beziehungsweise die Angst vor drohender Armut im Vordergrund.

Warum ist das so? Weil die Kinder und Jugendlichen in Haushalten, die unter Erwerbsdruck stehen, einen Teil des damit verbundenen Stresses abbekommen, selbst wenn ihre Eltern nicht darüber sprechen. Denn wie verhalten sich Erwachsene in dieser Situation?

Sie versuchen mit allen gebotenen Mitteln, die Familie zu erhalten. Einige sind vielleicht weniger daheim, weil sie Arbeit suchen und Geld auftreiben müssen. Oder sie nehmen anstelle ihres verlorenen alten Jobs mehrere schlechter bezahlte neue Jobs an. Damit unterliegen sie einer höheren Arbeitsbelastung und sind, wenn sie dann doch einmal zu Hause sind, reizbarer.

Dazu kommt, dass Geldmangel als existenzieller Stressor Fragen wie »Was tut mir gut?«, »Was muss ich tun, um psychisch gesund zu bleiben?« oder »Wie kann ich Harmonie in meiner Familie herstellen?« in den Hintergrund drängt. Wir müssen es uns sozusagen leisten können, uns selbst solche Fragen zu stellen. Wenn sie ungestellt und unbeantwortet bleiben, fehlt etwas.

Auch die Inanspruchnahme von Hilfe etwa durch Psychotherapeuten reduziert sich in dieser Situation mangels Geld, Zeit und Ruhe stark. Wer Angst haben muss, es finanziell bald nicht mehr zu schaffen, hat weniger Ressourcen dafür, sich auf einer tiefergehenden Ebene mit sich selbst zu beschäftigen oder solche Angebote seinen Kindern zugänglich zu machen. Zudem sind die meisten dieser Angebote nicht kostenfrei. Wenn das Geld knapp wird, wird Psychotherapie für viele zum Luxus.

Es entsteht ein Teufelskreis. Denn Arbeitslose, die auch psychisch angeschlagen sind und eigentlich Hilfe brauchen würden, tun sich noch schwerer, etwas Neues zu beginnen. Ihr Risiko, in der Armutsfalle gefangen zu bleiben, steigt, die Abwärtsspirale dreht sich, die Kinder leiden.

Jugendliche direkt betroffen

Die so bedingten psychischen Belastungen betreffen nicht nur die Erwachsenen, sondern auch Jugendliche ganz direkt, also nicht nur indirekt über ihre Eltern und deren verändertes Verhalten. Jugendliche erlebten schon in der »heißen Phase« der Pandemie, dass ein Einstieg ins Berufsleben schwieriger geworden war. Besonders betroffen waren von Anfang an Lehrlinge beziehungsweise jene, die eine Lehrstelle suchten. Mit der Schließung der Gastronomie verschwanden viele der Ausbildungsplätze vor allem in kleineren Betrieben einfach. Nur einzelne größere Betriebe installierten eine Art Probebetrieb, bei dem Koch- und Kellnerlehrlinge ihre Ausbildner bedienen konnten. Zudem gab es in den von den Lockdowns betroffenen Branchen auch kein Angebot neuer Lehrstellen mehr.

Für die betroffenen Jugendlichen stellten sich recht früh besonders drängende Zukunftsfragen. Wird mein Betrieb nach der pandemiebedingten Schließung wieder aufsperren? Wie lange wird er während der Lockdowns und anderer sogenannter milderer Maßnahmen überleben können? Existiert mein Ausbildungsplatz in einem halben Jahr noch? Und wenn nicht, wo finde ich einen neuen?

Auch Schüler und Studierende betreffen diese Fragen mittelfristig. Wie wird diese Generation damit umgehen?

Die Generation Z

Die öffentliche Diskussion über »die Jugend« ist noch geprägt vom Begriff »Generation Y«, mit dem alle zwischen den frühen 1980er- und späten 1990er-Jahren Geborenen gemeint sind. Wie diese Generation »tickt«, darüber gibt es viele teils widersprüchliche Meinungen und Publikationen. Diese Generation kann jedenfalls als erste gelten, die mit dem Internet aufgewachsen ist. Sie ist allerdings erwachsen geworden, arbeitet und viele haben selbst Kinder bekommen. Wir halten derzeit bei der Generation Z, also bei den zwischen der Mitte der 1990er-Jahre und etwa 2010 Geborenen. Als jemand, der immer versucht, die Rolle des professionellen »Jugendverstehers« zu vermeiden und im Bewusstsein dafür, dass es so etwas wie

»die Jugend« in Wirklichkeit gar nicht gibt, fällt es mir schwer, ein pauschales Bild zu zeichnen. Einige Außenfaktoren bestimmen aber das Heranwachsen dieser Generation Z. Sie ist nicht nur die erste seit langem, der es wirtschaftlich definitiv schlechter als ihren Eltern gehen wird, sondern ihr ist das auch zunehmend bewusst.

Das Phänomen an sich hat mit so rationalen Dingen wie den gestiegenen Immobilienpreisen zu tun. Ihre Eltern konnten mit ihrem Monatsgehalt noch Immobilienbesitz aufbauen. Für sie selbst ist das utopisch geworden. Ein durchschnittliches Lebenseinkommen reicht einfach nicht mehr für die Finanzierung einer familientauglichen Stadtwohnung oder eines Einfamilienhauses aus.

Häufig genannt bei der Beschreibung dieser Generation sind der Wunsch nach sinnstiftender Arbeit und einer verbesserten Work-Life-Balance. Ob dem nun tatsächlich ein Wertewandel zugrunde liegt oder ob die Generation Z damit nur die unverrückbaren wirtschaftlichen, sozialen und ökologischen Gegebenheiten für sich adaptiert, wage ich nicht zu sagen. Jedenfalls beobachte ich eine Abkehr vom klassischen Leistungs- und Konsumdruck.

Fatalismus ist da keiner dabei. Die Generation Z lehnt sich nicht zurück und sagt: »Es hat doch alles keinen Sinn mehr, also lasse ich es lieber gleich bleiben«. Das würde auch gar nicht zur Altersgruppe passen. Jugendliche werden immer glauben, der Welt »einen Haxen ausreißen« zu können, wenn sie das wollen und sie bringen immer auch die notwendige Energie dazu mit. Die Jugendlichen der Generation Z unterliegen eher einem Wandel des Denkens und einer damit verbundenen Neubewertung des Möglichen, des Sinnvollen, des Notwendigen und des Erstrebenswerten angesichts neuer Gegebenheiten. Die Wichtigkeit von Besitz von bestimmten Gegenständen als Statussymbol scheint zunehmend in den Hintergrund zu treten, dafür gibt es neue Formen des digitalen Status, wie die Anzahl an Followern in den Sozialen Medien.

Aus alldem scheint tatsächlich auch so etwas wie ein neues Wertegerüst zu entstehen. Ich erlebe diese Generation als durchaus engagiert für ihre Belange, und das über die Fridays-for-Future-Bewegung hinaus konsequent bis in die persönlichen Lebensbereiche hinein.

Gerade beim Klimawandel zeigt sie Hoffnung, etwas verändern zu können. Dies, obwohl die Klimaforschung regelmäßig warnt, dass bestimmte »Tipping-Points«, also Wendepunkte, ab denen Entwicklungen unumkehrbar sind, bereits überschritten sind und sich die Klimadynamik immer schneller in Richtung Kollaps dreht.

Ich erlebe bei den Jugendlichen nicht das Gefühl, dass es zu spät ist, Dinge zu verändern. Sie haben vielmehr die Vision einer Wende, die radikal sein muss, und das sind die Vorstellungen der Erwachsenen von Wende aus Sicht der Jugendlichen natürlich nicht. Obwohl es noch die älteren Generationen sind, die über die Klimapolitik entscheiden und dabei nach wie vor den Interessen der jüngeren zum Schutz des Planeten im Weg stehen, führt die Generation Z den Generationenkonflikt auf neue Art. Sie bringt ihn nicht in einer Weise zur Eskalation, wie es im Rahmen früherer Jugendbewegungen der Fall war. Es besteht vielmehr ein relativ gutes Diskussionsfeld, in dem die Jugendlichen gerne zeigen, wo die Fehlverhalten der Erwachsenen liegen und was zu tun ist.

Grundsätzlich gibt es immer einen Konflikt zwischen den Generationen. Die Jugendlichen kritisieren immer die Erwachsenen. So soll es auch sein. Es ist sozusagen ihr Job. Wir haben als Gesellschaft Bedarf an laufender Veränderung, Verbesserung und Weiterentwicklung. Vor diesem Hintergrund machen Generationenkonflikte, die schon seit Menschengedenken stattfinden, Sinn. Dass auch wir das im Grunde zu würdigen wissen, bildet sich nicht zuletzt in der Gesetzgebung ab. In diesem Punkt behandeln wir Minderjährige und junge Erwachsene anders als Erwachsene. Auch weil ihnen das Freiräume verschafft, neue Verhaltens- und Lebensformen auszuprobieren und dabei mit der bestehenden Welt in Konflikt zu treten.

Die Generation Z hat aber bislang keine Ansätze zu gewalttätigen Protesten erkennen lassen. Schließlich verfügt sie anders als alle früheren rebellierenden Generationen über zwei Machtinstrumente, die ihnen niemand wegnehmen kann und mit denen sie sich letztlich auch durchsetzen wird.

Das eine Machtinstrument besteht darin, dass sie in der Sache recht hat. Die Existenz des Klimawandels, die davon ausgehende Bedrohung und die Notwendigkeit konsequenter Veränderungen sind real. Hier haben die Jugendlichen der Generation Z Rückendeckung durch wissenschaftliche Erkenntnisse und sie verstehen, sie zu lesen und zu verwenden.

Das zweite Machtinstrument stellt ihnen der Kapitalismus zur Verfügung. Die Generation Z hat wie keine Generation vor ihr die Effektivität bewussten Konsums entdeckt. Ich bin kein Spezialist für Wertpapiere, aber im Zweifelsfall würde ich eher keine Aktien der fleischproduzierenden Industrie kaufen, sondern auf vegane Produkte setzen.

Die Generation Z setzt jedenfalls konsequent auf diese beiden Instrumente, und das zumindest im Hinblick auf Meinungsbildung und Fleischverbrauch auch erfolgreich. Mit der Fridays-for-Future-Bewegung hat das Bewusstsein für den Klimawandel auch in der öffentlichen Wahrnehmung eine völlig neue Dimension erreicht.

Greta Thunberg hat als Initiatorin dieser Bewegung viel Zuspruch erfahren, ebenso gibt es aber auch viel Häme, sobald sie oder ihre Anhänger inkonsequentes Handeln etwa auf Demos zeigen. Kaffee aus dem Einwegbecher? Mit dem Auto zur Kundgebung? Alles eigentlich nur sozial verträgliches Schulschwänzen? Das hört sich dann wie der Abgesang einer älteren Generation an, die in Wirklichkeit sehr wohl begriffen hat, dass die Jungen recht haben. Die Generation Z ist wie jede Generation vor ihr facettenreich und vielfältig. Ihr Wertegerüst scheint dennoch vergleichsweise stabil zu sein, stabiler womöglich, als das ihrer Eltern.

Die Werte und Gefühle der Eltern

Wir werden also eine Zeit des Wandels erleben, in der nicht nur das Klima in Bewegung ist, sondern zum Beispiel auch unser gesamtes Wirtschafts- und Gesellschaftssystem. Wie sollen wir uns in so einer Phase positionieren, um gut und auf die richtige Weise für unsere Kinder da sein zu können und ihnen das Richtige für ihre Zukunft mitzugeben?

Diese Frage mag wie die Einleitung zu einer breiten philosophischen Auseinandersetzung mit dem Sein an sich klingen, und doch gibt es zwei recht einfache Antworten darauf. Die eine lautet: Wir müssen uns unserer eigenen Werte bewusst sein, der Werte, für die wir stehen wollen, und zwar nicht kollektiv als Elterngeneration, sondern jeder von uns für sich.

Mir ist bewusst, dass sich das altbacken anhört. Doch wenn wir vor Herausforderungen stehen, erhalten persönliche Werte eine neue Bedeutung, aus simplen psychologischen Gründen: Menschen, die wissen, wer sie sind, wer sie sein und wie sie leben wollen, tun sich generell und insbesondere in Zeiten des Wandels leichter. Denn sie können ihr Leben relativ unabhängig von der jeweiligen wirtschaftlichen Situation betrachten.

Welchen Werten fühle ich mich verpflichtet? Wer und wie will ich sein? Wie will ich leben? Was ist mir in meinem Leben wichtig? Losgelöst von beruflichen, sozialen oder auch gesundheitlichen Zielen, auf einer ganz basalen menschlichen Ebene, machen sich allerdings nur wenige Menschen auf die Suche nach Antworten auf diese Fragen. Viele tun es bis zu ihrem Lebensende nie richtig und bleiben im Alltagsgeschehen stecken. In vergleichsweise stabilen und sicheren Zeiten funktioniert das besser als in Zeiten des Wandels. Denn diese Fragen für sich zu klären liefert ein Fundament, das wir in Zeiten des Wandels dringend brauchen. Wer es nicht hat, kommt leicht ins Trudeln, wenn Situationen unberechenbarer werden. Um es mit Boby Dylan zu sagen: »You better start swimmin´ or you´ll sink like a stone« (»Fang lieber zu schwimmen an, sonst sinkst du wie ein Stein«). Wer ein solches Fundament besitzt, tut sich beim Schwimmen leichter. Er kann auch mit Wandel umgehen und bietet damit seinen Kindern auf vielen Ebenen Sicherheit und Stabilität. Denn die eigenen Werte zu definieren und sie zu leben, macht berechenbar. Berechenbarkeit kann langweilig sein, auch für die eigenen Kinder. Andererseits können sich Kinder an berechenbaren Eltern gut abarbeiten. Vater und Mutter reagieren auf die gleichen Dinge immer gleich. Es vereinfacht das Leben der Kinder, wenn sie genau wissen, was den Eltern wichtig ist. Die Eltern liefern mit ihrer langweiligen Berechenbarkeit in Zeiten des Wandels eine besonders gesuchte Ressource: Halt.

Die zweite Antwort auf die Frage, wie wir uns in einer Phase des Wandels positionieren können, um gut und auf die richtige Weise für unsere Kinder da zu sein und ihnen das richtige für ihre Zukunft mitzugeben lautet: Wir müssen unsere Gefühle kennen, damit wir sie richtig einordnen und richtig mit ihnen umgehen können.

Die wenigsten Erwachsenen wissen selbst immer so genau, wie es ihnen gerade geht. Sie merken, dass sie gestresst sind, weil ihnen ihr Körper das signalisiert. Welche Gefühle sich dahinter verbergen, ist ihnen aber selbst oft nicht ganz klar. Wer seine Gefühle für sich nicht einordnen kann, tut sich aber schwer, sie anderen zu zeigen oder sie mit anderen zu besprechen. Dies umso mehr, wenn die anderen Kinder oder Jugendliche sind. Wer hingegen seine eigenen Gefühle einordnen kann, wird nicht so leicht von ihnen getrieben und richtet auch nicht so leicht Schaden an, indem er sie an anderen auslässt.

Es ist deshalb gerade in besonders herausfordernden Zeiten des Wandels im Sinne der Kinder und ihrer Erziehung wichtig, wenn wir selbst so genau wie möglich wissen, wie es uns gerade geht. Wenn wir uns bewusst machen, was uns belastet, warum es uns belastet und wie wir auf diese Belastung reagieren.

Der Anspruch ist hoch, und ich kann keineswegs behaupten, dass ich ihm selbst immer gerecht werde. Ich bin manchmal auch einfach übel gelaunt und müsste mitunter lange nachdenken, um sagen zu können, woher das kommt. Dennoch kann ich mit der Wahrnehmung dieser üblen Laune Kontrolle übernehmen und aktiv gegensteuern, indem ich etwa eine Sporteinheit einlege und damit tue, was in der Psychologie »gegenregulieren« heißt.

Oder ich wende, wenn ich gerade keine andere Möglichkeit habe, das Prinzip der sogenannten radikalen Akzeptanz der Realität an. In bestimmten Therapieformen wie der Dialektisch-Behavioralen hat es einen hohen Stellenwert. Es bedeutet, Situationen, die sich nicht verändern lassen, zunächst einmal auszuhalten zu lernen.

Das heißt nicht, dass ich die jeweilige Situation gutheiße oder mich ihr ausliefere. Es ist vielmehr eine bewusste Entscheidung dafür, die Kontrolle zu behalten und die Situation dann zu verändern, wenn es wieder möglich ist. Wenn wir uns unsere Gefühle bewusst machen, sie gleichzeitig einordnen und verarbeiten, tun wir das immer auch für unsere Kinder.

Eine zweifache Mutter und erfolgreiche Schauspielerin fragte dieser Tage bei mir an, ob es in Ordnung sei, vor Kindern zu weinen. Sie habe einmal vor ihrer Tochter geweint und sich danach gefragt, ob das leichtfertig gewesen sei und ob sie damit das Kind auf nicht zumutbare Weise verstört habe. Womit wir bei der Frage sind, wie sehr wir Kinder an unseren Gefühlen, insbesondere an Sorgen, Ängsten und Traurigkeit, teilhaben lassen sollen.

Um mit der konkreten Frage anzufangen: Ich kann dazu nur sagen, dass es absolut in Ordnung ist, vor Kindern zu weinen. Wir sollten es ihnen aber ermöglichen, dieses Ereignis mit ihren Mitteln in ihrem Erfahrungshorizont einzuordnen. Kinder verstehen, dass es Gründe gibt, traurig zu sein und zu weinen. Sie verstehen vielleicht die komplexen Zusammenhänge nicht, aber sie können durchaus verstehen, dass Mama oder Papa jetzt traurig sind. Zum Beispiel wegen etwas, das in der Arbeit passiert ist, oder weil sie sich furchtbar über etwas ärgern.

Das Kind bekommt ja auch anschließend mit, dass es Mama oder Papa wieder besser geht. Das Ganze birgt also auch eine Lerngeschichte: *Man kann traurig sein und weinen, dann geht es vorbei und es geht einem wieder gut. Wenn ich traurig bin, dann weine ich eben, aber die Welt bleibt bestehen. Sie geht nicht unter.*

Wichtig ist eben nur, eine altersadäquate Erklärung zu finden. *Mama hat in der Arbeit Streit gehabt,* zum Beispiel. Bei Jugendlichen ist das in dieser Form nicht mehr nötig, sie verstehen solche Dinge auch so bereits gut. Grundsätzlich ist es jedenfalls kein Problem, gegenüber Kindern und Jugendlichen Emotionen zu zeigen, zumal sie nun einmal zum Leben gehören.

Schwierig wird es erst in Bereichen, zu denen Kinder keinen Zugang haben. Eltern können mit kleineren Kindern zum Beispiel nicht über finanzielle oder vielleicht sogar existenzielle Sorgen sprechen. Sie werden sie nicht verstehen, weil solche Sorgen nichts mit ihrem Alltag zu tun haben. Es kann für sie dabei das Gefühl einer unbestimmten und nicht einordenbaren Bedrohung übrig bleiben.

Eltern können Kinder aber anhand von Dingen einbinden, die sie selbst betreffen. Sie können zum Beispiel sagen: »Ich weiß, du hättest jetzt gerne diese Spielsachen (oder diese Turnschuhe), aber es tut mir leid, das können wir uns derzeit nicht leisten. Ich kann deinen Wunsch verstehen, aber wir müssen schauen, wie wir mit unserem Geld auskommen.«

Hier stellt sich die Frage: Ist es überhaupt gut, Kinder in solche Themen einzuweihen? Ist es nicht besser, ihnen den Anschein zu vermitteln, alles sei in Ordnung und wie immer?

Es macht Sinn, Kinder an einer gegebenen Situation sehr wohl in der genannten altersadäquaten Form teilhaben zu lassen. Dies aber erst, wenn die Erwachsenen in der Familie für sich selbst Klarheit über die nächsten Schritte geschaffen haben. Dann können Eltern den Grund für Veränderungen ansprechen und auch die nächsten notwendigen Schritte erörtern. Auch solche

Erfahrungen liefern den Kindern im besten Fall Lerngeschichten (*Wenn meinen Eltern etwas Schlimmes passiert, machen sie einen Plan und setzen ihn um*). Außerdem können sie dann auch Beobachtungen, die mit dem betreffenden Thema zu tun haben, zum Beispiel Geldknappheit, besser einordnen.

Im Zweifel ist es gut, sich gegenüber Kindern für die Ehrlichkeit zu entscheiden. Wenn sie zum Beispiel wahrnehmen, dass sich ihre Eltern ständig streiten, macht es Sinn, das an- und auszusprechen.

Wie gesagt erfordert diese wünschenswerte Vorgehensweise Bewusstheit für die eigenen Gefühle. Diese Art der Bewusstheit ist selbst für besonders reflektierte Menschen dauerhaft unmöglich. Auch die besten Eltern können ihren Kindern gegenüber in emotional aufgewühlten Situationen nicht immer die Contenance wahren. Erst danach merken sie, dass sich hier Wut oder Frustration Bahn gebrochen haben, die gar nichts mit dem Kind zu tun hatte.

Auch das ist noch kein Weltuntergang.

Wer den Fehler bemerkt, sollte sich aus der Situation zurückziehen, und zwar so lange, wie diese Stimmung anhält. Danach sollte die Mutter oder der Vater das Kind beiseite nehmen und sich ehrlich entschuldigen. Auch das ist für Kinder eine interessante Lerngeschichte: *Auch Menschen, die scheinbar viel mehr wissen und können, können einen Fehler machen. Wenn sie das tun, sehen sie ihn später ein und entschuldigen sich.*

Die Mutter oder der Vater kann zum Beispiel sagen: »Ich musste mich heute in der Arbeit schrecklich streiten. Ich war wütend und sauer und konnte mich gar nicht beruhigen. Deshalb habe ich es mit nach Hause genommen und an dir ausgelassen. Das hatte aber nichts mit dir zu tun. Entschuldige bitte.«

Auch das sind Dinge, die Kinder verstehen können, weil sie selbst eine Idee davon haben, wie so etwas ist. Jedem Kindergartenkind ist es eingängig, dass man mit jemandem streiten kann, danach wütend ist und dann auch gegenüber anderen leichter unfair handelt.

Erziehung zur Resilienz

Es ist ein viel gebrauchtes Wort, bei dem es interessanterweise keine wissenschaftliche Einigung darüber gibt, was es eigentlich bedeutet. Trotzdem: Resilienz ist in Zeiten des Wandels so etwas wie die Eigenschaft der Stunde. Die meisten Menschen verstehen darunter psychische Widerstandskraft und die Fähigkeit, schwierige Lebenssituationen ohne anhaltende Beeinträchtigung zu bewältigen, und genau darauf wird es in Zukunft vermehrt ankommen. Bloß wie werden Kinder resilient? Was können Eltern dazu beitragen? Vier Dinge kann ich empfehlen.

Erstens. *Überwindbare Widerstände zulassen.* Hier sind wir wieder bei dem Punkt, dass psychisch gesundes Heranwachsen immer auch ein Heranwachsen mit Widerständen ist. Mit Widerständen, die Kinder meistens überwinden können. Einerseits durch eigene Kompetenz, andererseits mit Hilfe von jemandem, dem sie vertrauen, also einer stabilen Bezugsperson. Womit wir auch schon beim nächsten Punkt sind.

Zweitens. *Stabile Bezugsperson.* Ohne mindestens eine stabile Bezugsperson in ihrem Leben (Vater, Mutter, Verwandte, erwachsene Freunde, Lehrer oder Sporttrainer) werden sich Kinder und Jugendliche von Anfang an mit Herausforderungen schwer tun und ihre Resilienz wird leiden.

Drittens. *Positive Erfahrungen.* Wichtig für die Resilienz von Kindern ist auch ihre Wahrnehmung, dass ringsum gute Dinge passieren. Eine der simpelsten Interventionen, die aber empirisch gut beforscht ist, besteht hier im Führen eines positiven Tagebuchs.

So ein Tagebuch ist dafür da, ausschließlich positive Erlebnisse zu erfassen. Auch in der Depressionstherapie setzen wir es als Instrument ein, denn es lenkt die Aufmerksamkeit auf ganz einfache Weise auf die guten und schönen Dinge des täglichen Lebens, auf alles, was funktioniert. Fünf Minuten jeden Abend und drei gute Dinge für jeden Tag reichen. Allein das Nachdenken darüber macht schon etwas mit den Kindern und Jugendlichen. Seit ich die Literatur darüber kenne, führe ich selbst so ein Tagebuch, denn ich weiß, dass positive Energie so billig sonst nirgends zu haben ist.

Ein Tagebuch zu führen ist insgesamt ausgesprochen sinnvoll für Kinder und Jugendliche. Das Schreiben darüber, das Reflektieren, was ihnen passiert, ist ein wesentlicher Prozess der Psychohygiene. Klarerweise dürfen die Eltern dieses Tagebuch nicht lesen. Viele tun es trotzdem, obwohl sie, wenn sie darüber nachdenken würden, wüssten, dass das zum Schlimmsten gehört hätte, was ihnen ihre eigenen Eltern antun hätten können.

Viertens. *Das Gefühl, in einer Sache besonders gut zu sein.* Gut für die Entwicklung der Resilienz ist es auch, wenn Kinder und Jugendliche in einer Sache besonders gut sind. Ihre Bewertung dabei muss gar nicht objektiv sein. Sie müssen nicht mit zehn Jahren die Tennis-Landesmeisterschaften in ihrer Altersgruppe gewinnen oder mit 14 als Folge ihrer Fertigkeiten im Programmieren Jobangebote von *Google* oder *Apple* bekommen. Es geht eher darum, dass sie das Gefühl haben, in etwas gut zu sein und dass sie sich dadurch bestätigt fühlen.

Besonders wertvoll kann es sein, wenn diese eine Sache mit der Schule gar nichts zu tun hat. Auch das Gefühl, in der Schule gut zu sein, ist eine Form der Selbstbestätigung, aber gerade für jene, die es nicht sind, ist es wichtig, sich dieses Gefühl außerschulisch zu holen.

Es dient ihrer Selbstwertstabilisierung und damit eben auch der Entwicklung ihrer Resilienz.

Kommt dieses Gefühl von außerhalb der Schule, hat das noch einen Vorteil. Denn in der Schule hängt alles letztlich immer von Noten ab, und die sind aus vielen Gründen subjektiv. Da reicht ein schlechter Lehrer, und schon ist eine vorhandene Begabung zerstört, und damit auch die Chance zur Resilienzentwicklung.

Ich selbst kann mich erinnern, dass ich in Englisch in der gesamten Unterstufe immer an der Grenze zum Durchfallen entlang schrammte. In der Oberstufe bekamen wir dann einen neuen Lehrer. Ein halbes Jahr später war ich in der Begabtenförderung, liebte Englisch und lese nach wie vor Bücher hauptsächlich auf Englisch. Einfach deshalb, weil da auf einmal jemand war, der sagte: »Was ist denn da los? Du kannst das doch.«

Die Kunst, überwindbare Widerstände zuzulassen

Lassen Sie mich an dieser Stelle noch einmal zu der für die Entwicklung kindlicher Resilienz besonders wichtigen elterlichen Fähigkeit zurückkommen, bei ihrer Erziehung überwindbare Widerstände für die Kinder zuzulassen.

Mit Widerständen aufzuwachsen heißt im Kern, aus Krisen zu lernen. Krisen gibt es im Leben jedes Menschen, auch im Leben jedes Kindes und jedes Jugendlichen. Es gibt Scheidungen, schwerwiegende Erkrankung eines Elternteils, vielleicht sogar den Tod eines nahen Verwandten, wirtschaftliche Probleme und so weiter. Eine Krise besteht für Kinder genau wie für Erwachsene immer dann, wenn ihre Bewältigungsstrategien dafür nicht ausreichen. Aus der Krise zu lernen bedeutet, die eigenen Bewältigungsstrategien weiterzuentwickeln.

Wenn Kindern oder Jugendlichen eine Bezugsperson auf die richtige Weise zur Seite steht und sie ihnen Wege zur Bewältigung zeigt, können sie auch aus Krisen am Ende eine wichtige Lerngeschichte mitnehmen. *Ich habe die Erfahrung gemacht, dass auf einmal etwas ganz Schwieriges in meinem Leben aufgetaucht ist, etwas so Schwieriges, dass ich schon gedacht habe, ich halte es nicht aus und ich kann gar nicht weitermachen, und wenn ich jetzt, zwei oder drei Jahre später zurückdenke, fällt mir auf, dass ich das eigentlich relativ kompetent gelöst habe.* Was bleibt ist ein neues Bewusstsein, das sich in diesen beiden Sätzen ausdrücken kann: *Ich kann etwas aushalten* und *Ich kann Schwierigkeiten meistern.*

Das bedeutet, dass die Resilienz im Kindes- und Jugendalter genau wie zum Beispiel die Immunabwehr ein Training erfordert. Dieses Training lässt sich mit dem eines Muskels vergleichen. Wer Muskelwachstum erzielen will, muss immer an den Punkt kommen, an dem er den

Muskel über die Grenze des bis dahin Normalen herausfordert. Sonst hypertrophiert er nicht. Er wächst nicht.

Genauso ist es auch beim Immunsystem, das sich durch den Angriff von Viren und Bakterien aufbaut, weshalb das Aufwachsen in klinisch sauberer Umgebung bekanntlich eher ungesund ist. Durch die Beanspruchung in einem bestimmten, in diesem Fall von der Natur vorgegebenen Rahmen, wird es stärker. So ist es auch bei der Resilienz, die sich am ehesten außerhalb der Komfortzone von Kindern und Jugendlichen entwickelt. Also in Bereichen, in die sie sich nicht gewünscht haben und die ihnen neue Bewältigungsstrategien abverlangen.

Das bedeutet, dass Eltern ihren Kindern nicht jede kleinste Widrigkeit gleich aus dem Weg räumen sollten, auch wenn das für sie selbst manchmal der einfachste Weg wäre. Es geht an einem stressreichen Tag viel schneller, ein Kind drei Stufen hochzuheben, obwohl es sie mit einigem Aufwand vielleicht auch selbst geschafft und dabei neue Bewegungsabläufe gelernt hätte.

Wenn ein Kind ein Eis haben will, um noch ein sehr einfaches Beispiel zu nennen, können die Eltern selbst eins am Kiosk holen. Sie können aber auch dem Kind, das sich davon vielleicht zunächst überfordert fühlt und leise protestiert, das Geld dafür geben und es mit Anleitung und unter Beobachtung selbst zum Kiosk hinüberschicken.

Wir Eltern neigen dazu, in dem Moment, in dem Kinder zögern, weil sie gerade eine für sie noch neue Aufgabe bekommen haben, gleich selbst einzuspringen. Was wir tunlichst bleiben lassen sollten. Wir sollten uns die Zeit nehmen, den Kindern selbst eine Chance zur Bewältigung des Problems zu geben. Wir sollten nicht sagen: »Warte, ich mach das schon«, sondern: »Mach du das, du kannst das, ich bin da und es kann nichts passieren«.

Ein Klassiker sind dabei Hausaufgaben, von denen alle Eltern wissen, wie zermürbend sie sein können. Auch ich weiß es. Allzu leicht denke ich, ich spare mir jetzt einfach zwanzig Minuten Drama und zeige, wie es geht. Was natürlich Unfug ist. Wenn Kinder nicht selbst auf den Lösungsweg kommen, nützt das nichts. Hier ist elterliche Geduld und Beständigkeit gefragt. Beides fällt vielleicht in dem Bewusstsein leichter, dass es mittelbar die Resilienz der Kinder fördert.

Ich habe einmal in einer Tageszeitung einen interessanten Artikel über den Beginn des Radfahrens als Metapher für das Loslassen des Kindes gelesen. Die Methodik dabei hat sich geändert. Die früher üblichen Stützräder sind nicht mehr empfohlen. Ich mache diesen Prozess mit meinen Zwillingen selbst gerade durch. Mein Gott, sie werden sich wehtun, denke ich ständig und würde das Rad am liebsten am Sattel, an der Lenkstange oder an beidem festhalten.

Aber dann schiebe ich doch nur an, damit sie in Schwung kommen, und schaue zu, was sie machen. *Wenn sie stürzen, dann stürzen sie eben, das gehört zum Leben.* Zu diesem Gedanken versuche ich mich dann durchzuringen. Im Grunde kann ja auch wirklich nichts passieren. Sie tragen einen Helm und Knie- und Ellbogenschützer. Ihr Tempo ist überschaubar und die Fallhöhe von einem Kinderfahrrad ist niedrig. Wenn sie tatsächlich stürzen, bin ich sofort bei ihnen.

Der Punkt in dem Artikel war, dass es bei Entwicklung darum geht: Zu sagen, ich bin da, aber jetzt bist du an der Reihe. Genau darum geht es auch bei der Resilienzentwicklung.

Früherkennung psychischer Krankheiten

Mindestens jedes fünfte Kind leidet wie gesagt bis zum Erreichen des Erwachsenenalters mindestens einmal an einer psychischen Erkrankung und Früherkennung ist eine der wichtigsten Voraussetzungen für rasche und erfolgreiche Heilung. Gerade in Zeiten des Wandels mit seinen steigenden psychischen Belastungen ist die Achtsamkeit der Eltern dafür also wichtig. Doch worauf genau sollten sie achten?

Es gibt drei Bereiche, die in diesem Zusammenhang besonders wichtig sind. Alle drei Bereiche habe ich in diesem Buch bereits in anderem Zusammenhang genannt. In allen drei sind Erkrankungen entweder durch den richtigen Umgang mit Kindern und Jugendlichen zu verhindern beziehungsweise an ersten Warnzeichen leicht zu erkennen. Im besten Fall ist dann noch eine Kurskorrektur möglich. Wenn das nicht mehr gelingt, zeigen Hinweise, ab wann Eltern besser einen Psychiater, einen Psychotherapeuten oder einen Psychologen beiziehen sollten. Diese drei Bereiche sind Depressionen, Sucht und Angst.

Depressionen: erste Warnsignale

Die Zimmertür ist verschlossen. Drinnen ist es still und wer eintritt wird gar nicht bemerkt, weil der Jugendliche, der hier wohnt, von Kopfhörern beschallt über ein Handy, ein Tablet oder einen Computer gebeugt ist oder im Halbdunkel an die Decke starrt. Das Zimmer verlässt er nur für den Gang zum Kühlschrank oder zur Toilette und unter seinem Türspalt schimmert selbst dann noch trübes Licht durch, wenn er längst schlafen sollte, auch einmal um drei, vier oder fünf Uhr morgens. Die Aufforderung, doch einmal rauszugehen, Freunde zu treffen oder Bewegung zu machen, verpufft längst wie ungehört. Seine Art kann nach anfänglichem Ärger selbst bei engagierten Eltern Resignation bewirken. Was ist da los?

Das alles kann noch immer ein normales, vorübergehendes Zustandsbild eines Adoleszenten sein. Kinder dieses Alters gehen auf Distanz zu ihren Eltern. Während die Eltern bisher die unumstritten wichtigsten Menschen im Leben der Kinder waren, schwindet nun ihre Lust, etwas mit ihnen zu machen und sei es, mit ihnen zu reden. Wenn Eltern aber mitbekommen, dass sich ein Kind nicht nur von ihnen zurückzieht, sondern auch von seinen Freunden, wenn es auch seine Peergroups aufgibt und nur noch für sich sein will, wenn es, eingeschlossen in seinem Zimmer, gar nicht mehr an der Außenwelt teilnehmen will, dann ist Vorsicht geboten.

Depressionen sind immer auch mit Freudlosigkeit verbunden. Nichts scheint betroffenen Kindern beziehungsweise Jugendlichen noch Spaß zu machen. Dinge, die früher wichtig für sie waren, sind ihnen nun egal. Auch hier gilt es zu differenzieren. Es ist normal, dass Jugendliche Interessen haben, die einige Monate später wieder völlig verfliegen. Zunächst kann zum Beispiel eine Gitarre die ganz große Sache sein, wenig später verstaubt sie unbeachtet in einer Ecke. Aber gewöhnlich folgen auf alte Interessen neue, und das ist der Punkt: Ist das nicht der Fall und können Jugendliche keine guten Gründe dafür nennen, kann das auf eine sich aufbauende Depression hinweisen. Wenn sie die Freude an etwas verlieren, das sie schon lange immer mochten, gilt das gleiche.

Ein weiterer wichtiger Punkt, den es bei der Früherkennung von Depressionen zu beobachten gilt, ist die Stimmung der Kinder oder Jugendlichen. Ist sie getrübt?

Viele Eltern werden sich zunächst überfordert davon fühlen, gerade bei Pubertierenden mit ihrem oft schroffen Verhalten hier zu einem klaren Schluss zu kommen.

Doch es gibt einfache Merkmale, an denen sie sich orientieren können. Lacht das Kind noch ab und zu spontan? Oder weint es häufig, beziehungsweise häufiger als früher? Auch psychisch völlig gesunde Kinder weinen manchmal. Hier gilt es also vor allem, Änderungen in der Grundstimmung aufmerksam zu beobachten.

Vielleicht sprechen die Kinder selbst über ihre Bedrückung. Dann gilt es, genau hinzuhören und das Gesagte ernst zu nehmen. Kinder sprechen dann zum Beispiel davon, dass sie immer traurig sind, dass sie sich down fühlen, ganz unten. Offen oder verklausuliert sprechen manche auch über Suizidgedanken, die für sich alleine noch kein Hinweis auf eine entstehende Depression sein müssen, es aber in Kombination mit anderen Faktoren sehr wohl sein können.

Kinder und Jugendliche, die von einer Depression betroffen sind, schildern auch oft einen Antriebsverlust. »Es ist, als wären meine Akkus leer, ich habe keine Energie mehr, mich zu irgendetwas aufzuraffen«, sagen sie dann zum Beispiel.

Es empfiehlt sich auch, ein besonderes Augenmerk auf Schlafstörungen zu legen. Kinder haben Schwierigkeiten beim Einschlafen oder beim Durchschlafen. Sie wachen nachts mehrfach auf und schlafen nur noch schwer oder gar nicht mehr ein. Wenn sie für die Schule eigentlich erst um 6.30 Uhr aufstehen müssten, tatsächlich aber jeden Tag um fünf Uhr aufwachen und das selbst mühsam finden, kann auch das auf eine Depression hinweisen.

Dazu kommen einige eher unspezifische Warnsignale. Kopf- oder Bauchschmerzen über mehrere Wochen hinweg zum Beispiel, also eine Schmerzsymptomatik, mit der Eltern ihre Kinder gewöhnlich zum Arzt bringen. Wenn der Arzt nichts findet und die Symptome als psychosomatisch bedingt einstuft, ist eine nähere Abklärung des psychischen Zustandes des Kindes auf jeden Fall ratsam.

Dabei ist es wichtig, den Schmerz nicht als irreal abzutun. Es ist essentiell zu verstehen, dass der Schmerz wirklich wehtut und nicht »eingebildet« ist. Schmerz ist für sich genommen erst einmal ein Alarmsignal unter Beteiligung vieler Areale unseres Gehirns und kann viele Ursachen haben. Keine körperliche Ursache zu finden, macht den Schmerz nicht zur Einbildung, die verschwindet, sobald man sich nur »ordentlich zusammenreißt«.

Weiters sollte eine Änderung des Essverhaltens in die eine oder andere Richtung die Aufmerksamkeit erhöhen. Depressionen können zum Appetitverlust führen oder den Appetit andersherum auch vergrößern, was bei depressiven Kindern Abmagern ebenso wie Übergewicht bedeuten kann. Es ist also die plötzliche Gewichtsänderung in die eine oder andere Richtung, die ein Nachfragen nach den Ursachen provozieren sollte.

Wichtig ist auch, wie lange sich diese Warnzeichen zeigen. Das ist an sich noch kein Zeichen für eine Depression. Vor allem dann nicht, wenn zuvor belastende Ereignisse aufgetreten sind. Als Regel gilt: Nach zwei Wochen, in denen sich die Warnzeichen an der Mehrzahl der Tage gezeigt haben, besteht Gesprächs- beziehungsweise Klärungs- und Handlungsbedarf.

Depressionen: Was können Eltern selbst tun?

Erst jüngst hatte ich einen Online-Talk mit etwa hundert Eltern, bei dem es genau um diese Frage ging. Am Ende stand ein gerade bei Depressionen und vor allem bei Teenagern dominantes Thema im Raum: *Er (oder sie) redet ja gar nicht mehr mit mir, er (oder sie) kommt ja nicht einmal mehr aus dem Zimmer.* »Es ist ja nett, was Sie uns da alles empfehlen, aber wie soll das unter diesen Bedingungen funktionieren?«, fragte mich ein Vater.

Er hatte natürlich recht. Zu helfen setzt für Eltern immer voraus, dass ihre betroffenen Kinder bereit sind, sich von ihnen helfen zu lassen. Wir Fachärzte tun uns leicht zu raten, zunächst ein Gespräch aufzunehmen, bloß kann das eben in dieser Situation wirklich nahezu unmöglich sein.

Ein paar Versuche zu günstigen Zeitpunkten ist es trotzdem immer wert, und wenn tatsächlich ein Gespräch entsteht, gilt es noch einen wichtigen Punkt zu beachten, um es in die richtige Richtung zu lenken:

Falsch sind Sätze, die mit »Du bist...« beginnen, persönliche Zuschreibungen aus der eigenen Perspektive also. Richtig ist es, stattdessen die eigene Wahrnehmung zu beschreiben. Mit Sätzen, die zum Beispiel mit »Ich sehe, dass...«, »Mir scheint, dass...« oder »Mein Eindruck ist, dass...« beginnen.

So ein Satz kann dann zum Beispiel lauten: »Ich sehe, dass du dich nicht mehr aus dem Zimmer bewegst, dass du weniger isst, und in letzter Zeit wirkst du oft traurig auf mich.«

Diese Art der Formulierung ist wichtig, weil es sich dabei zunächst einmal um eine wertfrei vorgetragene Wahrnehmung handelt, die dem Gegenüber die Chance gibt, darauf mit einer eigenen Einschätzung der Situation zu reagieren. Gleichzeitig denken Jugendliche in dieser Situation oft, niemand würde bemerken, wie schlecht es ihnen geht, nun erkennen sie, dass es Menschen gibt, die sich sehr wohl Gedanken über sie machen.

Sollte das Kind oder der Jugendliche Suizidgedanken formuliert haben, macht es Sinn, auch sie anzusprechen. Viele Eltern scheuen sich davor. Ich kann allerdings versichern, dass sie damit nichts falsch machen. Es hat sich noch nie jemand das Leben genommen, weil jemand mit ihm über seine Suizidgedanken gesprochen hat. Dazu gibt es ausreichend empirische Forschung, dennoch hält sich dieser Mythos hartnäckig.

Es ist eher umgekehrt. Menschen, die Suizidgedanken haben, erleben es eher als entlastend, wenn sie danach gefragt werden und sich endlich jemand findet, der mutig genug ist, auch über dieses Tabuthema zu sprechen. Hier bietet sich also eine der seltenen Möglichkeiten im Leben, alles richtig und nichts falsch machen zu können: Falls Sie Sorge haben, dass sich ein Jugendlicher mit dem Gedanken trägt, sich das Leben nehmen zu wollen, dann sprechen sie es an. Das gilt selbstverständlich in gleichem Maße auch für Erwachsene. Und es gilt auch für Selbstverletzungen. Eltern sollten auch sie ansprechen. Wenn trotz geschickter Gesprächsversuche nur Zurückweisung kommt, können sich Eltern innerhalb der erweiterten Familie oder auch im engeren Freundeskreis nach anderen Bezugspersonen umsehen, die neue Versuche wagen können. Vielleicht gibt es einen Onkel oder eine Tante, zu denen Vertrauen besteht, geliebte Großmütter oder Großväter oder auch einen guten Freund oder eine gute Freundin der Mutter oder des Vaters, zu der das Kind eine besondere Verbindung hat. Sie zu aktivieren macht jetzt Sinn.

Darüber hinaus gibt es ganz konkrete Maßnahmen, die Eltern setzen können. Besonders wichtig und oft unterschätzt ist es, auf einen intakten Schlafrhythmus des Kindes zu achten und ihn gegebenenfalls wieder herzustellen. Denn zerbröselt er, kann es zu einer zunehmenden psychischen Destabilisierung kommen. Jeder weiß, wie sich der Tag nach einer Nacht mit zu wenig Schlaf anfühlt. Man reagiert dünnhäutig und die Emotionskontrolle fällt ebenso wie die Konzentration schwerer. Wenn sich aber die Nächte mit schlechter Schlafqualität häufen, beeinträchtigt das zunehmend unsere psychische Gesundheit.

Es gibt einige einfache Dinge, die Eltern in Sachen Schlafrhythmus ihrer Kinder beachten und tun können. Dies ausdrücklich und ausschließlich nur dann, wenn tatsächlich bereits eine Schlafstörung vorliegt.

Eltern sollten zunächst, auch wenn das zugegeben besonders anstrengend sein kann, konsequent die Schlafenszeiten vorgeben und ihre Einhaltung kontrollieren.

Es ist dabei wichtig für Eltern, sich der erwähnten Verschiebung des Melatonin-Peaks und damit der idealen Schlafenszeit für Jugendliche nach hinten (1,5 Stunden später einschlafen, 1,5 Stunden später aufstehen) bewusst zu sein. Der nächste entscheidende Punkt ist die Neigung Jugendlicher und auch aller anderen Menschen mit Schlafstörungen, nachts aufgebaute Schlafdefizite tagsüber aufzuholen. Das gilt es unbedingt zu verhindern. Denn tagsüber baut sich im Körper aufgrund biochemischer Prozesse eine Art »Schlafdruck« auf, der mit einer Stunde oder noch mehr Schlaf tagsüber nachlässt oder ganz in sich zusammenfällt. Was zur Folge hat, dass dann das Einschlafen in der Nacht schwieriger wird.

Wie mühsam dieses Durchhalten besonders für Kinder und Jugendliche mit Schlafstörungen auch sein mag, ihre Eltern sollten nach Kräften dafür sorgen, dass sie tagsüber wach bleiben, egal wie. Am besten klappt es im Freien, wenn die Kinder oder Jugendlichen sich bewegen.

Bei Schlafstörungen ebenfalls wichtig: Betroffene Kinder und Jugendliche müssen wieder lernen, dass das Bett der Ort ist, um zu schlafen. Was heißt das?

Sie sollten sich nur ins Bett legen, wenn sie müde sind. Wenn sie dann eine halbe Stunde lang nicht einschlafen, sollten sie wieder aufstehen und etwas anderes tun, lesen zum Beispiel, oder basteln. Alles ist gut, was keine Bildschirme erfordert, zumal die Rolle von kurzwelligem bläulichen Licht auf unseren Schlaf diskutiert wird. Beim Vorliegen einer Schlafstörung sollten Bildschirme (inklusive Smartphones) bereits eine Stunde vor dem Schlafengehen abgeschaltet sein.

Des Weiteren heißt das: Im Bett wird nichts anderes gemacht als geschlafen. Kinder und Jugendliche mit Schlafstörungen sollten dort keine Hausaufgaben machen, nicht telefonieren, keine Musik hören und auch kein Buch lesen. Das Bett ist der Ort um zu schlafen, die Verknüpfung dieser beiden Dinge miteinander müssen sie eintrainieren.

Wie gesagt: Wer nachts problemlos durchschläft und am nächsten Morgen ausgeruht aufwacht, kann in seinem Bett machen, was er will, aber Kinder, Jugendliche und auch Erwachsene mit Schlafstörungen tun gut daran, sich hier selbst quasi zu programmieren.

Auch ganz wesentlich ist es, den Wecker (oder das Handy) vom Bett fernzuhalten. Wir alle kennen diese Dynamik von Nächten, in denen wir schlecht schlafen. Wir schauen auf die Uhr und denken, oh mein Gott, noch immer wach, morgen werde ich müde sein. Nach einer Weile schauen wir wieder und denken, eine weitere Stunde ist vergangen, in der ich nicht geschlafen habe, wie soll ich das morgen alles schaffen? So bauen wir eine Denkspirale auf, die das Schlafen immer schwieriger macht.

Es sollte im Zimmer des betroffenen Jugendlichen also gar keine Zeitanzeige geben und er oder sie sollte diesem einfachen Plan folgen: Ich lege mich jetzt erst einmal ins Bett und wenn mir nach einer Weile nur langweilig ist, mache ich etwas anderes, das nichts mit Bildschirmen zu tun hat. Das alles immer innerhalb der vorgegebenen Schlafzeiten, bis sich das System allmählich wieder einpendelt.

Auch hier ist klar: Besonders Jugendliche werden nur bedingt mitspielen, aber wenn der Leidensdruck hoch genug wird, besteht die Chance. Immerhin handelt es sich bei alldem um relativ simple Dinge zum Thema Schlafhygiene, mit denen sich aber ein Großteil der Schlafstörungen ohne medikamentöse Eingriffe beseitigen lassen.

Mindestens ebenso wichtig, wie den Schlafrhythmus depressiver Kinder in Ordnung zu bringen, ist es für Eltern, ihren Tagesrhythmus aufrechtzuerhalten, also darauf zu achten, dass sie morgens aufstehen, zur Schule fahren und die anderen Termine wie Sport- oder Musikkurse in gewohnter Weise wahrnehmen.

Warum ist das so wichtig? Auch darauf gibt es eine im Grunde sehr einfache Antwort. Eines der Probleme depressiver Jugendlicher und depressiver Menschen ganz allgemein ist es, dass sie die Welt wie durch einen Filter wahrnehmen, der vor allem das Negative durchlässt. Es geht also darum, ihre Wahrnehmung wieder zu verändern. Das funktioniert nur, wenn Gutes überhaupt passieren kann. Was nicht der Fall ist, wenn sie sich allein daheim in ihren Zimmern verkriechen.

Klar, der Antrieb ist unten, die Fähigkeit, Gutes wahrzunehmen ist reduziert, aber wer dem nachgibt, für den dreht sich die Spirale in die falsche Richtung. Nur wer seinen Alltag aufrechterhält, für den kann sie sich auch in eine Aufwärtsrichtung drehen und die Depression allmählich verschwinden lassen.

Depressionen: Was tun wir Ärzte?

Der Punkt, an dem sich Eltern Hilfe holen sollten, ist klar definiert. Er ist wie bei allen psychischen Erkrankungen erreicht, wenn es zu einer Funktionsbeeinträchtigung in mindestens einem Lebensbereich (Familie, Freunde, Schule, Freizeit) kommt. Die Symptome wirken so einschränkend, dass das Kind oder der Jugendliche dem gewohnten Alltag nicht mehr nachgehen kann.

So könnte ein Kind, das von einer Depression betroffen ist, wegen schwerer Konzentrationsprobleme vom Schulunterricht überfordert sein, überhaupt nicht mehr aus dem Bett kommen oder nicht mehr am Familienleben teilnehmen.

Wie behandeln wir Fachärzte Kinder und Jugendliche, die an Depressionen leiden? Was tun wir mit ihnen, was macht es mit ihnen und wozu führt es?

Wir sichern zunächst einmal die Diagnose. Dazu sind mitunter weiterführende psychologische Testverfahren, aber auch eine Untersuchung möglicher körperlicher Einflüsse notwendig. Dann tun wir, was auch meinen Empfehlungen an die Eltern zu entnehmen war: Wir versuchen, ein Gespräch aufzunehmen, den Schlafrhythmus in Ordnung zu bringen und den normalen Tagesablauf wiederherzustellen. Auch wenn unsere Patientinnen und Patienten das alles im Rahmen einer ärztlichen Behandlung zunächst einmal sehr anstrengend finden können.

In einer begleitenden Psychotherapie versuchen auch wir, sie für die Teilhabe am Leben soweit wieder zu motivieren, dass ihnen positive Dinge widerfahren können. Das heißt auch mitunter Dinge zu tun, auf die Jugendliche momentan wenig Lust haben oder für die sie die Energie verloren haben. Daneben beschäftigen wir uns in der Psychotherapie unter anderem mit der Erkennung von Ursachen. Psychotherapie kann einiges bewirken. Wie im Fall eines 16-Jährigen, den wir behandelten. Seine Eltern waren geschieden, aber ohne brutalen Rosenkrieg. Ihr Verhältnis zueinander war nach wie vor ganz in Ordnung. Es gab eine familiäre Vorgeschichte zu der Krankheit. Seine Mutter hatte ebenfalls mehrfach depressive Episoden erlebt, sodass die Möglichkeit einer erblichen Vorbelastung im Raum stand.

Die Depression des Jungen war begleitet von deutlicher Suizidalität mit mehrfachen Suizidversuchen. Wir behandelten ihn ein halbes Jahr lang stationär, da wir ihn aufgrund der bestehenden Selbstgefährdung nicht nach Hause schicken konnten. Wir hatten dabei lange Zeit das Gefühl, nicht an den Kern der Symptomatik zu kommen und versuchten zusätzlich zur psychotherapeutischen Behandlung auch medikamentöse Interventionen.

Bei der Psychotherapie zeigte sich schließlich, dass ihm trotz der an sich friedlich verlaufenden Scheidung seiner Eltern ein Loyalitätskonflikt zu schaffen machte. Er lebte abwechselnd vier Wochen lang bei seinem Vater und seiner Mutter. Dabei hatte er immer das Gefühl, den jeweils anderen Elternteil zu verraten, ihm wehzutun.

Viele Scheidungskinder erleben das so oder so ähnlich. Sie stehen dann weder auf beiden Seiten noch auf der einen oder der anderen, sondern genau in der Mitte und haben das Bedürfnis, es beiden recht zu machen.

Durch die Arbeit an diesem Gefühl der Zerrissenheit wuchs auch bei ihm der Wunsch nach einem neutraleren Wohnort. Wir sprachen über eine Jugend-Wohngemeinschaft. Nachdem eine solche Option gefunden war, ergab sich eine neue Dynamik in seinem Leben und die depressive Stimmung und die begleitende Suizidalität besserten sich. Er besuchte uns nun nur noch einmal die Woche zur Psychotherapie. Insgesamt setzt sich die Behandlung einer Depression also immer aus mehreren Maßnahmen zusammen. Wir versuchen gemeinsam mit unseren Patientinnen und Patienten, sie wieder zu aktivieren, indem wir Aktivitäten strukturiert vorausplanen und die Durchführung evaluieren. Damit machen wir auch bei Rückschlägen weiter.

Falls sich auch nach mehreren psychotherapeutischen Sitzungen kein Erfolg eingestellt hat, schlagen wir manchmal eine zusätzliche medikamentöse Behandlung (unter fortlaufender Psychotherapie) vor.

Manchen Eltern bereitet schon der Gedanke daran Sorgen. Mögliche Fragen zu daraus resultierenden Suchtfolgen, Veränderungen im Gehirn und befürchteten bleibenden Schäden stehen auf einmal im Raum. Diese Ängste sind verständlich, aber rational in vielen Fällen nicht begründbar. Die zur Verfügung stehenden antidepressiven Substanzen sind in Studien ausreichend getestet und viele der gängigsten Substanzen nehmen schon seit dreißig bis vierzig Jahren weltweit Millionen Menschen ein.

Neuere Forschungsergebnisse legen nahe, dass die moderneren Antidepressiva, die zu einer Stimmungsverbesserung führen sollen, auch Einfluss auf die neuronale Plastizität nehmen und eventuell Lernerfahrungen erleichtern können. Während die stimmungsaufhellende Wirkung erst nach einigen Wochen eintritt, sind in bildgebenden Studien bereits nach der ersten Gabe Aktivierungsveränderungen im Gehirn feststellbar, die darauf hinweisen könnten. Die Fachwelt diskutiert nun, ob gerade das die Durchlässigkeit für positive Erfahrungen erhöht und sich dann in weiterer Folge die Stimmung verbessert. Spannend ist in diesem Zusammenhang auch ein weiterer Punkt: Antidepressiva, das hat ihr Einsatz immer wieder gezeigt, wirken auch besonders gut gegen Angststörungen. Das gilt auch für die Anwendung bei Kindern und Jugendlichen, obwohl sie in diesem Bereich keine Zulassung besitzen. Auch bei der Behandlung von Angststörungen geht es sehr wesentlich um Lernerfahrungen. Die Patienten müssen lernen, dass etwas, das ihnen Angst macht, in Wirklichkeit harmlos ist.

Ausgehend von der Idee der positiven Wirkung neuer Lernerfahrungen ergibt sich eine mögliche andere Sichtweise der Therapie von Depressionen. Über unsere Wahrnehmung legt sich ein Filter, der nur Dunkelgrau durchlässt, und wir brauchen neue Lernerfahrungen, um die Welt um uns (wieder) zu entdecken und damit der Depression das Wasser abzugraben.

Bei der Verschreibung von Antidepressiva stellt sich allerdings auch ohne klassische Suchtproblematik und ohne jegliche Entzugssymptomatik die Frage, wie sie sich am Ende der Therapie am besten wieder absetzen lassen.

Naheliegend wäre es, sie einfach dann abzusetzen, wenn es den Patienten wieder gut geht. Da es sich bei depressiven Episoden aber um wiederkehrende Phänomene handeln kann, empfehlen wir ihre Einnahme im Sinne der Stabilisierung noch für einige Monate nach einer eingetretenen Verbesserung. Danach kann ein schrittweises Absetzen erfolgen.

Mitunter können Patientinnen und Patienten so überzeugt von der anhaltenden positiven Wirkung sein, dass sie die Medikation gar nicht absetzen wollen und dies zu einem Gefühl der Unsicherheit beitragen würde. Generell gilt, dass psychopharmakologische Interventionen so kurz wie möglich, aber so lange wie nötig dauern sollten. Ein limitierender Faktor kann dabei das Auftreten von unerwünschten Arzneimittelwirkungen sein.

Zunächst einmal steigern Antidepressiva den Antrieb, das sollen sie auch. Manche erleben Antidepressiva deshalb aber als unangenehm. Sie fühlen sich durch sie überdreht und aufgeregt.

Auch andere Nebenwirkungen können Patientinnen und Patienten als unangenehm empfinden. Zu ihnen kommt es zum Beispiel, weil wir Serotonin-Rezeptoren nicht nur im Gehirn, sondern auch im Rückenmark oder im Darm haben. Die Einnahme von Antidepressiva kann deshalb vor allem anfangs mit Übelkeit und Erbrechen einhergehen. Dazu können Kopfschmerzen kommen, die allerdings selten von längerer Dauer sind. Außerdem sind unerwünschte Arzneimittelwirkungen auch auf die sexuelle Erregbarkeit bekannt und ebenso können Schlafstörungen auftreten.

Fazit: So viel diskutiert und auch umstritten Antidepressiva sein mögen, bei einer zumindest mittelschweren depressiven Erkrankung, die sich nach mehreren Wochen Psychotherapie nicht bessert, ist der ärztliche Vorschlag einer ergänzenden medikamentösen Therapie sinnvoll.

Online-Spielsucht: Erste Warnsignale

Ich erinnere mich an einen 14-Jährigen, der *World of Warcraft* spielte. Er schaffte es irgendwann nicht mehr, seine Spielzeit auf ein einigermaßen vernünftiges Maß zu beschränken. Seine Mutter wandte sich an uns. Wir konnten ihn nur stationär behandeln, weil das die einzige Chance war, ihn aus seiner virtuellen Welt herauszulösen. Dort kämpfte er mit seinem Clan gegen andere Clans und war ziemlich gut darin. Was für uns die Situation erschwerte. Denn auf ihm lastete dadurch zusätzlich zu seiner Spielsucht auch noch ein Gruppendruck. Seine Mitspieler brauchten ihn. Wenn er nicht spielte, sanken die Erfolgs-Chancen seines Clans. Er hatte er das Gefühl, die Anderen im Stich zu lassen, wenn er offline blieb. »Leute, tut mir leid, ich bin raus.« Das zu sagen, viel ihm schwer.

Als Erstes lassen wir uns von Patienten wie ihm die Spielpläne vorlegen. Wir wollen wissen, wie viele Stunden am Tag sie zuletzt gespielt haben. Bei ihm waren es 16 Stunden gewesen. Das war doppelt so lang, wie der normale Arbeitstag eines Angestellten dauert. Trotzdem erschien es uns weniger extrem, als es vielleicht klingt. Es ist leider keine Seltenheit, dass Online-Gamer zu dem Zeitpunkt, zu dem sie bei uns auftauchen, auf solche dann schon aus physiologischen Gründen kaum noch überbietbaren Werte kommen.

Dieser Junge hatte dementsprechend hohe Fehlzeiten in der Schule angehäuft. Dies auch, weil er teilweise mit amerikanischen Teams spielte und sich deshalb sein Tag-Nacht-Rhythmus umgekehrt hatte. Was mit dem Schulalltag klarerweise schwer vereinbar ist.

Genau deshalb hatte sich seine Mutter zum Handeln entschlossen. Sie hatte eingesehen, dass es so nicht weitergehen konnte. Dass sich von selbst etwas ändern würde, diese Hoffnung hatte sie aufgegeben. Sie wusste keinen Rat mehr. Sie war überfordert und von ihren vergeblichen Versuchen erschöpft. Lehrer hatten ihr empfohlen, sich an uns zu wenden.

Es war eine im Grunde unauffällige Mittelschichtfamilie. Der Junge war allerdings schwer adipös, körperlich bereits angeschlagen, weil er kaum noch schlief und seine Körperhygiene ließ auch schon einigermaßen zu wünschen übrig. In der Schule ging für ihn längst gar nichts mehr und reale Freunde hatte er auch keine übrig.

Offenbar hatte er auch nie viele gehabt, dabei war er ein ganz lieber Kerl, den wir an der Station alle mochten. Er war nur irgendwie in eine besonders ungünstige Dynamik geraten, die wir nun unterbrachen. In der stationären Behandlung ist es relativ leicht, solche Patienten vom Spielen abzuhalten. Da gibt es einfach keinen Computer.

Bei der Psychotherapie fanden wir heraus, dass er in der Schule nie besonders wohlgelitten gewesen war. Er war etwas anders als die anderen und schon immer übergewichtig. Er hatte Mobbingerfahrungen gemacht. Es war ein nachvollziehbarer und in gewisser Weise natürlicher Reflex gewesen, sich dorthin zurückzuziehen, wo es nie um sein Äußeres ging, sondern immer nur um seine Kreativität und schließlich auch um seine Erfahrung, die er beide geschickt bei *World of Warcraft* einzusetzen wusste.

Wir bauten mit ihm gemeinsam so etwas wie einen neuen Alltag auf. Mit Dingen, die 14-Jährige außer Computerspielen sonst noch tun können, und die er erst neu entdecken musste. Wir nennen das Erlebnispädagogik. Patienten sollen sich bei den neuen Beschäftigungen, die wir mit ihnen entwickeln, als selbstwirksam erleben. Er hatte sich als angesehener *World of Warcraft*-Spieler als besonders stark selbstwirksam erlebt. Nun mussten wir es schaffen, dem etwas gegenüberzustellen.

Wir fanden heraus, dass er geschickt beim Malen und Zeichnen war. Kunst ist ein großes Wort, aber er war gut mit Mangas, bekam dafür gute Rückmeldungen, konnte sich damit wieder ein wenig als selbstwirksam erleben. Irgendwann machte ihm das Mangazeichnen auch Spaß. Die Rückkehr in die reale Welt mit ihren Hindernissen war bestimmt zu keinem Zeitpunkt leicht für ihn, aber er sah die Notwendigkeit ein. Nach einem halben Jahr bei uns in Behandlung schaffte er es wieder, an der Schule zu funktionieren. Ein Fall mit Happy End, der Eltern zeigen soll: Selbst wenn die Spielsucht extrem ist, es gibt Mittel und Wege, sie zu behandeln und damit gibt es immer Hoffnung.

Auch bei derartigen Erkrankungen markieren Warnsignale den Punkt, an dem eine gesunde Begeisterung für etwas oder eine Leidenschaft zur Sucht werden. Interessanterweise sind die Kriterien, die den Unterschied zwischen beidem ausmachen, überall die gleichen, egal ob es um Alkohol, Drogen, Online-Gaming oder auch Offline-Gaming geht. Betroffene nehmen wahr, dass ihnen etwas nicht oder nicht mehr gut tut, und können trotzdem nicht damit aufhören. Das ist das entscheidende Kriterium. Wir sprechen hier von Kontrollverlust: Der Gegenstand ihrer Sucht, die Substanz oder zum Beispiel das Spiel, bestimmt über sie und nicht mehr sie über ihn. Sie kriegen das »Stopp!« sagen einfach nicht mehr hin.

Andere Dinge, die ihnen etwas bedeuten und die sie gerne machen, vernachlässigen sie im Gegenzug und gleichzeitig setzt eine Toleranzentwicklung ein. Das heißt, sie brauchen immer mehr davon, um den gleichen Effekt zu erzielen. Auch das ist eines der Kriterien für eine Suchterkrankung, die wieder das wichtigste Kriterium zur Identifizierung einer psychischen Erkrankung ganz allgemein ergänzt: Die Sucht, in diesem Fall nach dem Computerspiel, schränkt die Funktionalität der Patienten im Alltag ein.

Jugendliche, die süchtig nach Online-Gaming werden, vernachlässigen dann wie der 14-jährige Junge aus dem Beispiel die Schule und schaden sich damit wissentlich selbst. »Ich weiß, dass es nicht gut für mich ist, so viel täglich zu spielen, weil es mir die Zeit für Dinge raubt, die ich eigentlich tun will, aber ich kann nicht anders.« So denken sie dann, und wenn sie überhaupt einigermaßen offen darüber reden, sagen sie es auch. Je mehr sie in die Sucht kippen, desto mehr bricht der Rest ihres Lebens weg – und umgekehrt. Irgendwann sitzen sie fest.

Beim Alkohol ist der Verlauf ähnlich. Auch Alkoholsüchtige müssen mit der Zeit immer mehr trinken, um noch den gleichen Effekt zu erzielen. Auch sie vernachlässigen, wenn es sich um Jugendliche handelt, die Schule, weil sie nach alkoholgetränkten Abenden morgens nicht aufstehen können. Auch sie kriegen mit, dass das alles andere als optimal ist, und auch sie scheitern daran, aus eigener Kraft aus dieser Dynamik wieder auszubrechen.

Online-Spielsucht: Was Eltern tun können

Mit der Frage, was Eltern selbst tun können, sind wir wieder bei der Beschränkung der Bildschirmzeit, für die auch eigene Apps zur Verfügung stehen. Das zeigt den betroffenen Kindern und Jugendlichen immerhin, dass ihre Eltern ein Auge auf sie haben, was nur nützen kann.

Bei meinen Beratungsgesprächen weise ich Eltern allerdings auf ein Machtinstrument hin, das ihnen immer zur Verfügung steht, das beim Vorbeugen gegen Online-Spielsucht und bei deren Behandlung äußerst effizient ist und bei dem ich mich oft wundere, warum sie es nicht selbstverständlicher einsetzen. Die Rede ist vom Stecker. Ein Stecker lässt sich immer ziehen, und wenn es der des WLAN -Modems ist, läuft in Sachen Online-Gaming gar nichts mehr.

»Um Gottes Willen, das kann ich nicht machen«, sagen Eltern, wenn ich das vorschlage. Viele haben es probiert und dann gab es heftigen Streit. So heftig, dass sie Angst davor bekommen haben, es noch einmal zu probieren.

Doch Eltern, die den Eindruck haben, ihre Kinder könnten auf dem Weg zur Online-Spielsucht oder dort bereits angekommen sein, müssen klar Position beziehen. Sie müssen sagen: »Ich finde es ungesund, was da gerade passiert. Ich finde, du spielst zu viel.«

Dass nicht einmal die *WHO* oder die *Amerikanische Fachgesellschaft für Pädiatrie* sich auf einen Grenzwert bei der Bildschirmzeit festlegen wollte und auch sonst niemand einen akzeptablen Stundenwert angegeben kann, macht die Sache nicht leichter. Doch es geht auch so. Bloß müssen Eltern genauer hinschauen. »Funktioniert« ihr Kind noch? Erfüllt es die anderen oben genannten Kriterien für Suchterkrankungen?

Wahrscheinlich gibt es Kinder, die auch noch mit vier Stunden Spielzeit im Wochenschnitt ein normales Leben führen können und andere, die es mit zwei Stunden nicht mehr können. Es ist, wie auch beim Alkohol, nicht unbedingt eine Frage der Dosis. Es ist vielmehr eine sehr individuelle Frage, in deren Beantwortung Eltern Zeit und Aufmerksamkeit investieren müssen. Wie sieht es mit anderen Hobbys aus? Wo bleiben die Freunde?

Weder Online- noch Offline-Spiele sind böse, so viel steht fest. Auch hier drängt sich ein Vergleich mit dem Alkohol auf. Auch er kann, ab einem gewissen Alter, in Ordnung gehen. Auch hier wird es erst problematisch, wenn das Kind die Kontrolle verliert. Vor allem dann, wenn es noch immer Alkohol trinkt, wenn es die Nachteile davon für sein eigenes Leben bemerkt hat und schon deshalb lieber wieder aufhören würde damit.

Ich empfehle beim Verdacht auf suchtartiges Verhalten Eltern folgende drei Schritte:

Erstens. *Das Gespräch suchen.* Genau wie beim Gesprächsversuch mit potenziell depressiven Kindern oder Jugendlichen dürfen Eltern auch hier nicht erwarten, dass es konstruktiv und in harmonischem Rahmen stattfindet. Das wissen die meisten von ihnen nach entsprechenden Erfahrungen ohnedies selbst.

Sie sollten bei so einem Gespräch dann zum Beispiel sagen: »Ich habe den Eindruck, dass hier etwas aus dem Ruder läuft.« Etwas in der Art. Ihr Ton dabei sollte lösungsorientiert sein. Manchmal kann diese Art zu Reden tatsächlich wahre Wunder vollbringen. Fühlt sich ein Kind oder ein Jugendlicher verstanden statt in die Ecke gedrängt oder verurteilt, kann ein Gespräch das Problem schon fast aus der Welt schaffen. Man findet einen Konsens, was zu tun ist. Man legt mit Parametern, die sich auf die Schule und die übrigen Lebensbereiche beziehen fest, wann und wie viel Spielen in Ordnung ist. Man setzt den Plan gemeinsam um, beobachtet gemeinsam die Fortschritte und passt ihn gegebenenfalls laufend an. Das ist zweifellos eine Idealvariante, die aber möglich ist.

Zweitens. *Kontrolle übernehmen.* Klappt es mit dem Gespräch nicht wunschgemäß, sollten Eltern die Konsequenz haben, tatsächlich den Stecker zu ziehen. Die Kontrolle auszuüben gehört im Sinne der Verantwortlichkeit der Eltern für ihre Kinder zu ihren Aufgaben. Das ist einfach so.

Je älter die Kinder werden, desto weniger gerne üben Eltern mit aller Konsequenz Kontrolle aus. Auch das ist einfach so und es ist verständlich und natürlich. Schließlich entwickelt sich das Kind allmählich zu einem Erwachsenen. Eltern wollen in dieser Phase Freiheiten einräumen und den Halbwüchsigen Entscheidungen überlassen. Doch das geht eben nur so lange gut, bis das Kind die Kontrolle verliert. Dann sind wieder allein die Eltern gefordert, zumindest vorübergehend. Sie haben keine andere Wahl.

Je nach Art der drohenden Sucht und der Hinweise auf den bevorstehenden oder bereits eingetretenen Kontrollverlust des Kindes haben Eltern verschiedene Möglichkeiten, Kontrolle zu übernehmen. Geht es ums Handy-Onlinespielen, müssen sie dem Kind nicht gleich das Handy abnehmen. Sie können über den Vertrag Kontrolle ausüben, denn die wenigsten Kinder und Jugendlichen zahlen sich ihre Handys selbst. So etwa können sie über diesen Vertrag den Internetzugang limitieren.

Süchtige sind beim Befriedigen ihrer Sucht zweifellos kreativ, selbst wenn sie noch Kinder oder Jugendliche sind. Sie können Ausweichhandlungen zeigen, und je nach Grad ihrer Abhängigkeit von dem betreffenden Spiel kann das sogar unvermeidlich sein. Sie können sich zum Beispiel nach der Schule in ein Fastfood-Restaurant setzen und das dortige WLAN benutzen. Derartige elterliche Limitierungen bewirken trotzdem viel. Eltern setzen damit eine Schwelle. Die Sucht auszuüben, ist jetzt zumindest nicht mehr so einfach wie bisher. Sechs Stunden täglich bei *McDonald's* oder *Burger King*, das ist dann doch auch irgendwie »ätzend«.

Totale Handy-Abstinenz zu verordnen wäre dabei kontraproduktiv. Auch wenn dieser Schritt vielen Eltern, die gegen die Spielsucht ihrer Kinder kämpfen, logisch erscheint. Sie sollten das lieber vergessen. Völlige Abstinenz stellt auch kein Therapieziel bei der kinder- und jugendpsychiatrischen Behandlung dieser Suchtformen dar. Genauso wenig wie bei vielen substanzbezogenen Abhängigkeiten wie stark erhöhtem Cannabis-Konsum.

Bei Alkohol ist es etwas anderes. Da besteht immer das Problem des Rückfalls durch ein einziges Glas. Bei der Online-Spielsucht gibt es dieses Problem in der Form nicht. Das Therapieziel ist deshalb auch in der kinder- und jugendpsychiatrischen Behandlung eine möglichst wenig schädliche Anwendung des Gegenstandes der Sucht. Das sollte auch das Ziel der Eltern sein. Kurz gesagt: Beschränken nach individuellen Maßstäben ja, wegnehmen nein.

Drittens. *Nachdenken über die letzte Konsequenz.* Eine Sucht bei den eigenen Kindern mitzuerleben zehrt. Oft können die Eltern irgendwann einfach nicht mehr. Wir erleben es häufig, dass in betroffenen Familien Brüche entstehen. Nicht nur zwischen den Eltern und den süchtigen Jugendlichen. Sie können kreuz und quer verlaufen. Nach Jahren der vergeblichen Versuche, der leeren Versprechungen des betroffenen Kindes und der sich nicht ändernden Dynamiken wissen Eltern oft einfach nicht mehr weiter. Sie können nicht mehr. Sie fühlen sich nur noch kaputt und ausgebrannt.

Spätestens bei jungen Erwachsenen, also wenn die Kinder eigentlich keine Kinder mehr sind, kommt in dieser Situation ein weiteres Problem hinzu. Die Süchtigen haben gar keine Motivation mehr, sich zu verändern. Die Eltern schützen sie ja. Sie halten die Konsequenzen ihrer Spielsucht von ihnen fern, indem sie ihnen ein Dach über dem Kopf, Essen und sogar Geld zur Finanzierung ihrer Sucht bieten. Die Sucht hat sich damit als eine Art neue Normalität etabliert. Was weder im Sinne der Eltern noch im Sinne der Zukunft ihrer Kinder ist.

Irgendwann fassen sie deshalb zwangsläufig den weitreichenden Schritt ins Auge, den viele Eltern lange vor sich herschieben: dem süchtigen Kind, das nun kein Kind mehr ist, klar zu machen, dass es jede Unterstützung von ihnen hat, wenn es Hilfe sucht, nicht aber beim Ausleben der Sucht. Im Klartext bedeutet das die Ansage: »Entweder ändert sich etwas, oder du gehst.«

Das ist weder ein Erziehungstipp noch eine Empfehlung, doch bei Suchtverläufen, die immer prekärer werden, sind die Familien irgendwann selbst so weit, und ihr Zögern hat gute Gründe. So ein Rauswurf birgt tatsächlich Gefahren. Er kann Obdachlosigkeit und kompletten Absturz bedeuten.

Andererseits sind Eltern Menschen mit einem Recht auf ein erträgliches Leben, das sie so oft nicht mehr haben. Viele fühlen sich nicht nur kaputt und ausgebrannt, sie können unter den enormen Belastungen selbst psychische Krankheiten entwickeln.

Letztlich lässt sich die Entscheidung für oder gegen einen Rauswurf nur nach genauer Bewertung des jeweiligen Einzelfalles treffen. Wie groß sind die Chancen des Kindes auf Heilung noch, wenn es bleibt? Wie groß ist die Wahrscheinlichkeit, dass es sich ändert, wenn es am Boden der Realität landet? Wie groß ist die Wahrscheinlichkeit, dass es dann endgültig untergeht?

Ich wünsche jedenfalls keinem Vater und keiner Mutter, diese Entscheidung je treffen zu müssen.

Online-Spielsucht: Was tun die Ärzte?

Erfüllt das Suchtverhalten des Kindes etwa durch reduzierte Funktionalität die Kriterien einer psychischen Erkrankung, ist auch hier der Weg zu Kinder- und Jugendpsychiatern oder spezialisierten Psychotherapeuten und Psychologen notwendig. Was tun sie mit dem Kind?

Zunächst setzen wir auf die sogenannte motivationale Gesprächsführung, das *motivational interviewing*. Sie zielt darauf ab, die Ambivalenz, die bei allen Süchtigen vorliegt, zu fördern. Vereinfacht ausgedrückt bestärken wir unsere Patienten darin, dass ihr Verhalten vielleicht doch nicht so ideal ist. Wir führen sie damit vorsichtig weg von ihrer kategorischen Ablehnung aller Argumente, die gegen ihre Sucht sprechen.

In der Suchttherapie gibt es insgesamt vergleichsweise wenige allgemeingültige Anweisungen, wie Therapeuten vorgehen sollen. Es ist vielmehr ein Explorieren mit den Patienten innerhalb der motivationalen Gesprächsführung. Wir fragen Kinder und Jugendliche zum Bespiel: »Was könntest du davon haben, wenn du weniger spielen würdest?«

Die moderne Suchttherapie setzt dabei darauf, dass die Motivation der Patienten nicht von außen, sondern von innen kommt. Ihnen zu erklären, warum ein Leben ohne Sucht besser ist, damit ist die Suchtmedizin jahrzehntelang gescheitert. Wenn Patienten von sich aus zu der Erkenntnis gelangen, dass sie ihre Sucht besser aufgeben, weil sie dadurch gewinnen, ist das viel stärker. Es geht also darum, diesen Erkenntnisprozess vorsichtig zu fördern.

Auch bei der Suchtbehandlung gibt es Medikamente, die aber eher bei Erwachsenen als bei Kindern und Jugendlichen zum Einsatz kommen. Ihr Sinn ist es, den Suchtdruck zu verringern. Fällt es Patienten schwer, auf Alkohol zu verzichten, stehen ihnen Medikamente zur Verfügung, die in Verbindung mit Alkohol starkes Unwohlsein auslösen. Wenn sie entgegen ihrer Vorsätze dann doch trinken, vergeht ihnen die Lust darauf sehr schnell wieder.

Es gibt auch Medikamente, die jene Rezeptoren blockieren, bei denen Opiate andocken. Opiate lösen dann kein tolles Gefühl, sondern gar nichts mehr aus. Wissen die behandelnden Ärzte gar nicht mehr weiter, kommen sie auch bei jungen Patienten zum Einsatz, normalerweise aber nicht. Bei Online- und Offline-Spielsüchten gibt es keine unterstützenden Präparate.

Angststörungen: Die ersten Warnsignale

Kinder oder Jugendliche vermeiden auf einmal Dinge, die früher unproblematisch für sie waren. Dieses Kriterium für eine bereits bestehende oder eine gerade entstehende Angststörung ist für Eltern gar nicht so einfach zu erkennen. Denn den Betroffenen sind ihre Ängste peinlich und deshalb verschleiern sie ihr Vermeidungsverhalten teils sehr kreativ. Sie spielen geschickt eine Krankheit an dem Tag vor, an dem sie ein Referat halten oder aus anderen Gründen vor anderen auftreten müssten. Sie nennen mehr Bewegung als Grund für die Änderung ihres Schulweges, obwohl sie in Wirklichkeit Angst davor haben, mit der U-Bahn zu fahren.

Wollen Eltern Angststörungen bei ihren Kindern erkennen, ist aus diesem Grund ebenfalls einige Achtsamkeit gefragt. Auch deshalb, weil diese Art der Störungen eine ganze Reihe verschiedener Ausdrucksformen annehmen kann.

Zum Glück sind nicht alle davon im gleichen Maß belastend. Die bei Kindern verbreiteten Tierphobien, etwa die Arachnophobie, die Spinnenphobie, sind eher harmlos. Schon weil sie selten die Funktionalität des Kindes beeinträchtigen und meist von selbst mit der Zeit milder werden und schließlich ganz verschwinden können. Erst einmal einfach abzuwarten kann hier eine gute Strategie sein.

Etwas problematischer sind die Ängste vor bestimmten Situationen wie der Aufenthalt auf Plätzen und Fußgängerzonen, vor Höhe oder vor bestimmten Gegenständen. Auch sie wirken nur begrenzt einschränkend, auch wenn sie unangenehm sein können. Eltern müssen sich immer bewusst sein, dass ihr Kind die scheinbar lächerliche Quelle der Angst so wahrnehmen kann, wie sie selbst einen Fremden wahrnehmen würden, der nachts in einer verlassenen Straße mit einem gezogenen Messer auf sie zugeht.

Gewarnt sollten Eltern jedenfalls sein, wenn Kinder wegen entstehender Trennungsängste zu sehr klammern und Jugendliche anfangen, bestimmte Situationen, in denen sie wie bei Referaten sozial exponiert sind oder etwa die Zusammenkunft größerer Gruppen, zu vermeiden. Oder wenn sie zeigen oder sogar äußern, dass sie sich ständig »unter Beobachtung« fühlen, auch wenn das nicht im Geringsten der Fall ist.

Angststörungen: Was zu tun ist

Auch harmlose Phobien können in Einzelfällen bleiben und sich von der Kindheit ins Jugendalter und von da ins Erwachsenenalter fortsetzen. Besonders Erwachsenen ist es dann peinlich, wenn sie beim Anblick einer Spinne panisch werden. Sie konsultieren dann häufig Psychotherapeuten, die sich darüber freuen. Denn diese Aufgaben sind für sie viel leichter zu bewältigen als viele andere, die an sie herangetragen werden. Klienten von einer Spinnenangst oder Ähnlichem zu befreien, das kriegen sie gewöhnlich in drei Stunden hin.

Das Prinzip bei der Behandlung aller Ängste ist einfach und immer das gleiche. Grundsätzlich können sich deshalb bei Kindern mit Angststörungen zunächst einmal auch die Eltern der Sache annehmen.

Es geht um eine klassische Verhaltenstherapie. Psychotherapeuten, oder auch die Eltern, führen die Betroffenen allmählich an das Objekt ihrer Angst heran. Um beim Beispiel Spinne zu bleiben: Es beginnt mit Fotos von Spinnen und endet mit lebenden Spinnen, die am Arm der Betroffenen herumkrabbeln. Warum funktioniert das?

Es gibt so etwas wie eine Angstkurve. Die Angst steigt stetig, bis sie einen Scheitelpunkt erreicht. An diesem Punkt glauben Patienten mit einer Angststörung, sie nicht mehr aushalten zu können. Es kann sich anfühlen, als würden sie gleich ohnmächtig werden oder einen Herzstillstand erleben.

Angst ist tatsächlich immer mit starken körperlichen Reaktionen wie Schweißausbrüchen, einem beschleunigten Puls oder Kurzatmigkeit verknüpft. Dem liegt ein im Grunde sinnvoller evolutionärer Mechanismus zugrunde, der entstanden ist, um unser Überleben zu sichern: *fight or flight*. (Kampf oder Flucht).

Menschen sehen eine Gefahr, zum Beispiel einen wilden Bären und bekommen Angst. Daraufhin springt ihr limbisches System, ein sehr alter Teil des Gehirns, der zur Verarbeitung von Emotionen für Triebverhalten zuständig ist, an. Als Nächstes reagiert ihr Körper. Sie sind jetzt besser darauf vorbereitet zu kämpfen und den Bären anzugreifen oder vor ihm zu flüchten.

Leider gibt es eben auch Auslöser, die kein Bär sind. Auslöser, die gar keine sein sollten, die aber trotzdem die gleichen Reaktionen verursachen. Was umso unangenehmer ist, als sich dieser Prozess in einer Schleife weiterdreht: Unser Gehirn nimmt wahr, was unser Körper macht und orientiert sich wieder daran. Ist also diese Alarm-Kaskade erst einmal losgetreten, verstärkt sie sich von selbst. Dies gilt es dann zu durchbrechen. Weshalb Menschen mit Angststörungen aus der ihnen angstmachenden Situation aussteigen, möglichst früh bevor die Angstkurve ihren Scheitelpunkt erreicht. Damit ist der Stress weg und noch Schlimmeres ist vermieden.

Genau hier setzt die Therapie an. Jemand, der den betreffenden Angstpatienten begleitet, ein Therapeut oder die Eltern, sagt: »Nein, du steigst jetzt nicht aus. Du bleibst dran. Wir sehen uns diese Spinne, oder was immer es ist, genau an. Wir sehen uns ihren Körper und ihren Kopf an und wie viele und welche Haare sie auf ihren Beinen hat.«

Das Geheimnis dabei ist, dass wir Menschen nur lange genug in unserem Angstzustand ausharren müssen, dann nimmt er ganz automatisch ab. Die Kurve sinkt irgendwann von selbst wieder. Wenn einmal ihr Scheitelpunkt überwunden ist, ist früher oder später auch der aktuelle Ausbruch der Angst selbst überwunden.

Dieser Prozess der »Verfliegens« der Angst kann ein angenehmes befreiendes Gefühl mit sich bringen. Nach mehrfachem Wiederholen dieses Vorgangs haben die Patienten ihre Angst dann überhaupt »verlernt«. Sie haben das Objekt ihrer Angst, seien es nun Spinnen, Höhen, Menschenansammlungen oder soziale Situationen als ungefährlich identifiziert. Das ist es, was die Behandlung für Therapeuten relativ einfach macht.

Es funktioniert privat, wenn Eltern ihre Kinder liebevoll auf den Aussichtsturm begleiten, auf den sie sich eigentlich nicht trauen würden, und professionell zum Beispiel auch bei der Behandlung von Flugangst. Mittlerweile verdienen Fluglinien Geld damit, Reisenden nach genau diesem Muster ihre Angst zu nehmen. Es ist immer das gleiche Muster. Unter Ängsten beziehungsweise Phobien Leidende müssen mit geeigneter Begleitung den Höhepunkt der Angst erreichen, ihn überstehen, und diesen Vorgang wiederholen, bis sie die Angst los sind.

Bei der Behandlung zeigen wir Kindern und Jugendlichen anhand spezieller Übungen also, dass nichts passieren kann. Bei Angst vor Spinnen ist das einfacher als bei sozialen Ängsten, aber es funktioniert auch hier. Bei Jugendlichen sind die sozialen Ängste deshalb relativ häufig, weil die Jugend entwicklungsmäßig das Alter ist, in dem die soziale Bewertung wichtiger ist als in anderen Altersgruppen. Konkret haben die davon Betroffenen ja nicht nur Angst davor, beobachtet zu werden, sondern vor allem davor, sich in der Folge wegen kleinster Kleinigkeiten lächerlich zu machen und sogar verurteilt zu werden.

Wir fangen hier mit der Therapie meist ganz kleinstufig an und verlangen von unseren Patienten zum Beispiel, dass sie morgens zwei verschiedene Socken anziehen. Sie müssen tagsüber darauf achten, wer darauf reagiert. Es mag sich banal anhören, aber für viele Patienten ist schon das eine kaum zu bewältigende Herausforderung. Sie brauchen oft Tage, bis sie sich dazu durchringen können, um dann schweißgebadet festzustellen, dass ihre Socken niemanden interessieren.

Bei anderen Übungen setzen Patienten eine Perücke auf oder ziehen etwas besonders Auffälliges an und besuchen so eine Fußgängerzone oder einen stark frequentierten Ort. Auch dabei merken sie rasch, dass nichts passiert, obwohl sie zunächst erwarten, dass alle nur auf sie schauen. Selbst in der äußersten Zuspitzung – jemand muss einen Plastikhund an der Leine hinter sich her schleifen und mit ihm reden – passiert nichts. Sollte ihnen so jemand auffallen, denken Sie daran: Es könnte ein Angstpatient oder eine Angstpatientin während einer Therapieübung sein.

Bei sozialen Ängsten von Kindern und Jugendlichen arbeiten wir mit Therapiegruppen. Die Betroffenen müssen bestimmte Aufgaben innerhalb dieser Gruppen meistern. Sie müssen sich immer wieder mit etwas vor dieser Gruppe exponieren. Zum Beispiel müssen sie über sich selbst erzählen. Wenn solche Gruppen zur Verfügung stehen, ist das für die Behandlung sozialer Ängste besonders günstig.

Auch wenn diese Behandlungsform einem scheinbar einfachen Muster folgt und effizient ist, sei dennoch gewarnt. Eltern sollten sie nur dann selbst anwenden, wenn sie das betroffene Kind sehr genau kennen und sich ihrer Sache auch wirklich sicher sind. Kinder mit ihrer Angst zu konfrontieren und ihnen so die Harmlosigkeit ihrer Quelle vorzuführen, funktioniert zwar, aber in der falschen Umgebung kann das eher traumatisieren als therapieren.

Während der Pandemie haben wir Eltern via Fernberatung bei solchen Vorhaben unterstützt, und es hat gut funktioniert. Das bleibt eine zusätzliche Möglichkeit. Im

Zweifelsfall sollten Eltern aber immer einen Psychiater, Psychotherapeuten oder Psychologen aufsuchen. Falls es ein privater ist, wird die Behandlung bestimmt nicht teuer.

Trotz der leichten Behandelbarkeit sollten Eltern nicht alle Angststörungen auf die leichte Schulter nehmen. Auch sie können sich im Extremfall zu so einschränkenden psychischen Erkrankungen entwickeln, dass ein normales Leben unmöglich wird.

Agoraphobie zum Beispiel. Manche Betroffene können das Haus gar nicht mehr verlassen und müssen Ausbildung, Job und persönliche Kontakte abbrechen, aus Angst, sie könnten es nie wieder zurück nach Hause schaffen, weil ihnen der Weg dorthin abgeschnitten wird. Bei solchen Patienten müssen Therapeuten dann oft bei ihnen zu Hause anfangen, weil sie nicht mehr in die Praxis kommen können. Ähnliches gilt für kindliche Trennungsängste.

In Erinnerung geblieben ist mir ein 17-Jähriger, der wegen seiner sozialen Ängste tatsächlich ein dreiviertel Jahr die Schule verweigerte und nur noch zu Hause war. Zunächst meldeten ihn seine Eltern bei uns an, aber wir warteten vergeblich auf ihn. Bis wir eines Tages an die Tür seines Kinderzimmers klopften, ihn aus dem Bett holten und ihm klarmachten, dass er uns so schnell nicht wieder los wird.

»Wenn du uns nicht hier bei dir haben willst, dann kommst du besser zu uns an die Station«, sagten wir ihm. So überzeugend uns diese Argumentation erschien, dauerte es dann doch ein halbes Jahr, bis er bei uns auftauchte: Ein eher schmaler Junge von 17 Jahren mit wirren Haaren und blauen Augen, der wegen seiner sozialen Ängste und seiner daraus resultierenden Vermeidungsstrategien bereits ein Schuljahr verloren hatte.

Nachdem er einmal da gewesen war und gesehen hatte, dass bei uns nichts Schlimmes passiert, war es für ihn okay und er kam wieder. Dennoch blieb er ein schwieriger Fall. So wusste er zum Beispiel, dass er bei seiner Rückkehr in die Schule in einer neuen Klasse sein würde, in der er noch niemanden kannte. Was die Hürde zur Rückkehr in die Rolle eines »funktionierenden« Jugendlichen für ihn noch einmal höher machte.

Ein halbes Jahr lang arbeiteten wir mit ihm einmal wöchentlich an der Klinik und der Bär, sich vor einer Therapiegruppe exponieren zu müssen, war für ihn riesengroß. Er war kein Typ, der angriff, sondern einer, der flüchtete. Anfangs mussten wir ihn davon abhalten, mit oder auch ohne Ausrede aus dem Raum zu stürmen, wenn er an der Reihe gewesen wäre, etwas zu sagen.

Doch irgendwann griff diese Therapie auch bei ihm. Mit einer mehrmonatigen sogenannten »Schuleinbegleitung« schaffte er den Weg zurück in seine Normalität. Er konnte nun wieder ganz normal zur Schule gehen, kam daheim im altersüblichen Rahmen mit seiner Mutter aus und hatte auch über die Schule hinaus wieder soziale Kontakte.

Warum genau er seine Angststörung überhaupt entwickelt hatte, ließ sich trotz seiner parallel zur restlichen Behandlung laufenden Psychotherapie wie in vielen dieser Fälle nicht sagen. Es gab eine Scheidungsgeschichte und er hatte keinerlei Kontakt zu seinem Vater, der zu diesem Zeitpunkt im Ausland lebte. Außerdem hatte er eine Mobbing-Erfahrung gemacht, die wir als Ursache in Betracht zogen. Allerdings lag sie schon drei Jahre zurück und er war zuletzt mit der Klasse ganz gut zurechtgekommen. Seine schulischen Leistungen waren nie brillant, aber immer in Ordnung gewesen.

Irgendwann hatten sich in sein Leben dann diese sozialen Ängste eingeschlichen. Er hatte zu immer weniger Gleichaltrigen Kontakt und irgendwann auch Angst davor, von diesen wenigen bewertet zu werden. Einer der Nachteile solcher sozialer Ängste ist dann, dass sie von alleine selten weniger, sondern eher immer mehr werden.

Wie es mit ihm weiterging, nachdem wir ihn als geheilt aus unserer Behandlung entlassen konnten, kann ich nicht sagen. Gut möglich, dass er inzwischen ein eher zurückhaltender junger Erwachsener geworden ist. Was in Ordnung ist. Man darf zurückhaltend sein, das ist nicht pathologisch. Es ist eher sympathisch.

DIE ROLLE DER POLITIK

Auch die Bildungs- und die Gesundheitspolitik könnten einiges tun, um Kinder und Jugendliche auf ihrem Weg in eine neue Zeit zu stärken und ihnen mitzugeben, was sie brauchen werden. Welche Dinge sind das, und warum tut sie niemand?

Viele Ideen zu Schulreformen liegen seit langem auf dem Tisch, bloß lässt ihre Umsetzung auf sich warten, für andere haben die Lockdowns den Blick geschärft.

Zunächst geht es um die Modernisierung des Fächerkanons. Es geht um eine Sichtung dessen, was auf den Lehrplänen steht, um eine Ergänzung von Wissen, das künftig im Sinne einer modernen Allgemeinbildung oder einer konkreten Anwendung notwendig sein wird, und damit einhergehend auch um eine Überprüfung von bestehenden Inhalten.

Kinder und Jugendliche, die keinen Zusammenhang zwischen ihrem Schulstoff und ihrer Welt erkennen können, lernen bestenfalls »für die Schule«, was nicht der Fall sein sollte. Sie merken es, wenn sie tatsächlich auch »für das Leben« lernen und sind dann umso motivierter. Etwa, wenn sie Programmieren lernen, wie sie es zum Beispiel in den baltischen Staaten schon im Rahmen eines Pflichtgegenstandes tun. Auch Fächer zum Thema persönliche und digitale Kommunikationsfähigkeit, Recherche und die kritische Bewertung von Informationen sind in Zeiten zunehmender Fake News und digitaler Einflussnahme von allen Seiten Schlüsselkompetenzen.

Aus meiner Sicht müssten die Themenbereiche Ernährung, Bewegung und auch psychische Gesundheit wesentliche Bestandteile eines neuen Curriculums sein. Wie kann ich mich gesund ernähren? Wofür brauche ich regelmäßige Bewegung? Welche körperlichen und psychischen Warnzeichen sollte ich bei mir und bei anderen beachten? Was bedeuten sie und was soll ich tun, wenn ich sie bemerke?

Bei der Reform der Schulen steht auch die Flexibilisierung der Wissensvermittlung an. Die Lockdowns haben gezeigt, dass jene, die klassische Schulen als Auslaufmodell kritisiert und den rein digitalen Unterricht favorisiert haben, falsch lagen. Doch die Erfahrungen haben auch deutlich gemacht, wie sinnvoll ein Mix aus digitalem und analogem Lernen mit Lehrern als »Lern-Managern« statt als bloßen Vortragenden sein kann.

Es gibt bereits Schulversuche, bei denen das gut klappt. Mit einer Art Kern-Stundenzeit, während der die Schüler in den Schulen sind. Rund um diese Stundenzeiten entwickeln die Schüler Wissen selbst oder in online vernetzten Teams, begleitet und beraten von ihren Lehrern. Die Möglichkeiten, Stärken zu entwickeln, sind für sie dabei jedenfalls besser und die Schule wäre damit für sie attraktiver. Das Alter spielt hier aber eine Rolle. Ich denke, die Schulen sollten die Grundlagen für Lesen, Schreiben und Rechnen auch weiterhin analog vermitteln. Denn dabei geht es nicht zuletzt auch um motorische Lernvorgänge. Erst wenn die Basis gelegt ist, kann es teilweise digital weitergehen.

Genauer zu betrachten wäre auch das Notensystem. Noten sind in der heute zumeist angewandten Form wie gesagt recht subjektive Leistungseinschätzungen und zeigen häufig weniger das Kompetenzniveau an, als was ein Lehrer von einem Schüler hält, und umgekehrt. Dabei sind Noten prinzipiell in Ordnung. Schüler können damit feststellen, wo sie in Bezug auf das Geforderte stehen. Wir brauchen aber eine Wandel. Wir müssen weg von einer defizitären Sicht auf Fehler und hin zu der Feststellung, wo Schüler noch Aufholbedarf haben, damit sie darauf aufbauend neue Kompetenzen erwerben können.

Neue Rolle der Schulen

Darüber hinaus muss die Bildungspolitik die Rolle der Schulen unter neuen Gesichtspunkten betrachten. Schulen sind von Orten der reinen Bildungsübermittlung immer mehr zu Orten geworden, an denen auch die Erziehung von Kindern und Jugendlichen stattfindet. Während sich in diesem Zusammenhang trefflich über etwaige erzieherische Versäumnisse von Eltern diskutieren lässt, ist nicht zu leugnen: Kinder und Jugendliche verbringen immer mehr Zeit in der Schule.

Das Angebote an Ganztagsschulen und Betreuung ist gewachsen, weshalb viele Kinder weniger Zeit daheim bei ihren Familien verbringen. Das ist per se noch nichts Schlechtes oder Gutes, bloß definiert es die Rolle der Schulen eben teilweise neu. Sie können sich nicht mehr nur auf das Vermitteln von Inhalten beschränken. Das ist an einer modernen Schule zu wenig. Denn wann sollten Kinder soziale Kompetenzen erwerben, wenn sie nur noch an den Abenden und an den Wochenenden daheim sind? Zudem steht an den Schulen auch eine Gruppe an Gleichaltrigen parat, die beim Training dieser Kompetenzen unterstützen kann. Gerade wenn wir das Gefühl haben, dass es in der sozialen und emotionalen Kompetenzentwicklung von Kindern und Jugendlichen bisher Defizite gab, müssten wir daran interessiert sein, die Schulzeit für beides zu nutzen.

Soziales und Lernen erfordert nicht die Form von Unterrichtsfächern. Es findet auch in einer aktiv gestalteten Freizeit statt, entweder von selbst im Austausch mit anderen oder bei Schwierigkeiten unter Anleitung von Pädagoginnen und Pädagogen. In den Mittelpunkt rücken damit die Art und die Qualität der Nachmittagsbetreuung, die immer auch eine Personalfrage ist. Wer ist mit welcher Kompetenz wann und wie oft für die Schüler da und was macht er mit ihnen?

Sozialarbeiter für die Schulen

Einen wesentlichen Beitrag für eine Begleitung, die über einen reinen Wissenserwerb hinausgeht, können Schulsozialarbeiter leisten. Sie sollten organisatorisch nicht in einer Schulhierarchie eingegliedert sein, sondern von extern (etwa von freien Trägervereinen aus) kommen. Das schafft Unabhängigkeit, die Schüler zu schätzen wissen. Denn so müssen sie nicht fürchten, dass der Inhalt ihrer Gespräche mit diesen Sozialarbeitern im Lehrerzimmer landet. Solche Sozialarbeiter dürfen also nicht der Schuladministration unterstehen und ihnen über akute krisenhafte Situationen hinaus nicht meldepflichtig sein.

Die Schwelle für Gespräche mit Schulsozialarbeitern muss niedrig bleiben, sodass Schülerinnen und Schüler sie auch quasi »nebenbei«, etwa bei Nachmittagsaktivitäten, ansprechen können. Deshalb sollten sie auch nicht in Büros am Ende langer Gänge sitzen, zu denen sich Schüler erst vorwagen müssen. Während es an solchen Sozialarbeitern mangelt, gibt es leider auch in der Schulpsychologie Nachholbedarf. Derzeit gibt es hier zu wenig Personal für zu viele Schulen.

Effiziente Vorsorge

Schule kann darüber hinaus auch ein guter Ort für konkrete Präventionsprogramme sein. Nehmen wir das Beispiel Suizidprävention. In einer großen europäischen Studie wandten Wissenschaftler an Schulen vier Instrumente an, von denen drei nichts brachten und eines sehr gut funktionierte.

Die erste Intervention war eine Informationskampagne. Mit Postern und Broschüren zeigten die Studienautoren den Schülern, an wen sie sich mit Suizidgedanken und ähnlichen Problemen wenden konnten. Das brachte keinen Effekt.

Bei der zweiten Intervention füllten Schüler Fragebögen aus. Jene, die dabei auffällige Antworten gaben, bekamen eine Einladung zu einem weiterführenden Gespräch in einer Kinder- und Jugendpsychiatrie. Auch das brachte nichts.

Die dritte Intervention bestand in der Ausbildung von Lehrerinnen und Lehrern im Erkennen und Ansprechen von psychischen Problemen und Suizidalität. Obwohl die Lehrerinnen und Lehrer diese Intervention sehr positiv bewerteten, reduzierte sie weder Suizidgedanken noch Suizidversuche.

Die vierte Intervention bestand darin, dass externe Projektmitarbeiterinnen und -mitarbeiter an die Schulen kamen und in den Klassen mit den Schülern über die für sie so heiklen Themen sprachen. Es ging nicht nur um Suizidgedanken, sondern ganz allgemein um den Umgang mit Gefühlen, um psychische Krisen, ihre Formen, ihre Folgen und den richtigen Umgang damit. Dabei lag der Schwerpunkt nicht nur auf der Frage, was Schüler an sich selbst beobachten und für sich tun können, sondern auch darauf, was am Verhalten ihrer Freunde und ihrer Mitschüler ihnen zu denken geben sollte und wie sie darüber mit ihnen ins Gespräch kommen könnten. Diese Intervention lief also stark über die Peergroups der Schüler und obwohl die Wissenschaftler nur wenige Schulstunden dafür nutzten, war das Ergebnis bemerkenswert. Innerhalb eines Jahres halbierten sich die Suizidgedanken und auch die Suizide.

Es gibt auch andere schulbasierte Präventionsprogramme für konkrete psychische Erkrankungen oder andere Probleme von Kindern und Jugendlichen, die gut erforscht sind und wirken, und die ebenfalls leider noch nicht flächendeckend zum Einsatz kommen. Im Bereich des Mobbings etwa. Mobbing ist ein häufig immer noch stark unterschätzter Risikofaktor für psychische Erkrankungen. Weshalb sich die Frage stellt, wie sich das Mobbing bereits in der Entstehungsphase unterbinden lässt.

Eines der bekanntesten Beispiele dafür ist das *Olweus*-Programm gegen Mobbing an den Schulen, das unter Experten international anerkannt ist. Es erfordert relativ viel Unterstützung von der jeweiligen Schule, weil die Lehrerinnen und Lehrer im Erkennen und Ansprechen von Mobbing ausgebildet werden und ihre Beobachtungen in Team-Besprechungen mit externen Supervisoren besprechen müssen. Ziel ist es, das gesamte Schulklima zu drehen und es so zu Mobbing erst gar nicht kommen zu lassen. Das heißt, dass die Schule als Ganzes dem Mobbing ein Ende setzt. *Wir bieten keinen Platz dafür. Wir halten zusammen.* Das ist die Botschaft.

Bei den konkreten Interventionen geht es vor allem darum, die sogenannten *Bystander* zu mobilisieren. Was heißt das?

Mobbing bedeutet immer psychische Gewalt einer Gruppe gegen Einzelne. Dabei gibt es diejenigen, die andere drangsalieren und diejenigen, die drangsaliert werden. Aber es gibt auch diejenigen, die danebenstehen und nichts tun. Präventionsprogramme in diesem Bereich zielen häufig darauf ab, diese Gruppe zu mobilisieren. Wenn diese *Bystander* einen Fall von Mobbing bemerken, sollen sie einschreiten und sich mit der Seite solidarisieren, die gerade drangsaliert wird. In Rollenspielen lässt sich das trainieren. Dabei entsteht gleichzeitig ein Problembewusstsein.

Auch andere Interventionsprogramme sind stark auf die Peergroups ausgerichtet. *Wenn du dir Sorgen um eine Freundin oder einen Freund machst, dann nimm sie oder ihn an der Hand und kommt gemeinsam zu mir.* Das funktioniert in vielen Bereichen recht gut. Die Betroffenen kommen zwar auch dabei nicht aus freien Stücken, wie es eigentlich sein sollte, sondern aufgrund einer Aufforderung, doch die erfolgt hier von einer für sie akzeptablen Seite.

Es gibt auch schulische Präventionsprogramme für andere psychische Schwierigkeiten wie etwa Essstörungen, Angststörungen und Depressionen, die leider ebenfalls derzeit nicht flächendeckend laufen. Bei den Programmen zur Verhinderung von Essstörungen etwa sprechen Trainerinnen und Trainer mit Schülerinnen und Schülern zum Beispiel über gesunde Ernährung. Die Klassen setzen sich mit Rollenvorbildern auseinander und damit, was als schön gilt und wer was warum schön findet. Dabei findet eine kritische Auseinandersetzung mit Schönheitsidealen statt.

Präventionsprogramme gegen Angststörungen gibt es an den Schulen am ehesten für jüngere Kinder. Sie laufen über sogenannte Psychoedukation. Kinder finden dabei heraus, wie und wann sie Angst wahrnehmen. Außerdem lernen sie, Angst als normalen und nicht etwa als pathologischen Zustand zu bewerten. Das ist notwendig, um einen verhängnisvollen Kreislauf zu vermeiden, den alle, die jemals an einer Angststörung gelitten haben, kennen: Zur Angst selbst kommt immer auch die Angst vor der Angst dazu. Das verschärft die Dynamik.

Es gibt Hoffnung

Beim konsequenten und flächendeckenden Einsatz dieser Programme an den Schulen bleibt immer die Frage, wer die Kosten trägt. Der Bildungssektor oder das Gesundheitswesen? Die »Rechnung« für die öffentliche Hand würde mittel- und längerfristig jedenfalls aufgehen. Denn diese Programme können viele psychische Erkrankungen mit all ihren Behandlungs- und Folgekosten verhindern. Sie sind also eine gute Investition in die Zukunft.

Immerhin gibt es ein Umdenken und einen Trend in alle diese Richtungen. Wir nehmen auch seitens der kinder- und jugendpsychiatrischen Fachgesellschaft ein wachsendes öffentliches und politisches Interesse an Unterstützungsmöglichkeiten für ein psychisch gesundes Heranwachsen von Kindern und Jugendlichen wahr. Bei dieser Unterstützung reicht aber nicht eine einzige Strategie. Wir brauchen eine Veränderung auf mehreren Ebenen, um einen durchgängigen Effekt bei einer möglichst großen Gruppe an Kindern und Jugendlichen zu erzielen.

Es wäre an der Zeit…

…*erstens* eine flächendeckende evidenzbasierte Prävention im schulischen Bereich für psychische Erkrankungen bei Kindern und Jugendlichen in die Wege zu leiten, die im schulischen Bereich durch den Einsatz von Schulsozialarbeiterinnen und Schulsozialarbeitern sowie durch Schulpsychologinnen und Schulpsychologen ergänzt wird, …

…*zweitens* niederschwellige Angebote, sei es online, telefonisch oder im persönlichen Kontakt über eine sichere Finanzierung zu ermöglichen, …

… *drittens* den Bereich der ambulanten und stationären Kinder- und Jugendhilfe ausreichend zu finanzieren, um jenen, die Schwierigkeiten auch mit ihrer familiären Situation haben, ein Halt gebendes Umfeld bieten zu können, und …

…*viertens* ein kassenfinanziertes System der Psychotherapie für Kinder und Jugendliche zu etablieren und die kassenfinanzierte Kinder- und Jugendpsychiatrie im niedergelassenen und stationären Bereich auszubauen.

Fritz Weilharter

DIE NEUE ELITE

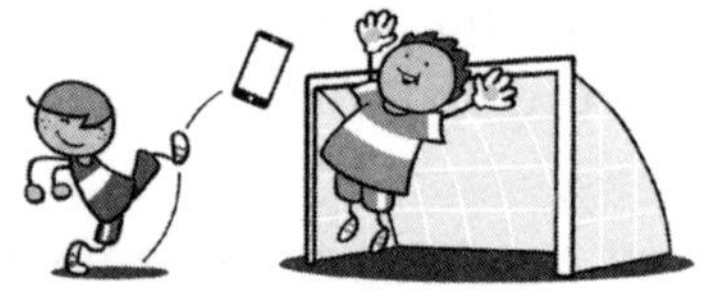

Warum Kindern ohne Smartphone die Zukunft gehört

edition a

Fritz Weilharter

Die neue Elite

Warum Kindern ohne Smartphone die Zukunft gehört

An den Schulen zeigt sich bereits, was viele Psychologen und Ärzte vorausgesagt haben: Kinder ohne Smartphones sind aktiver, kreativer, intelligenter und körperlich fitter. Der Pädagoge und Professor für Sportpsychologie Dr. Fritz Weilharter zeigt in diesem Buch, wie sich deshalb schon unter den Jüngsten Eliten bilden und was Eltern tun können, damit ihre Kinder dazugehören.

240 Seiten, 22€

ISBN 978-3-99001-473-8

Erscheint am 8. Mai 2021

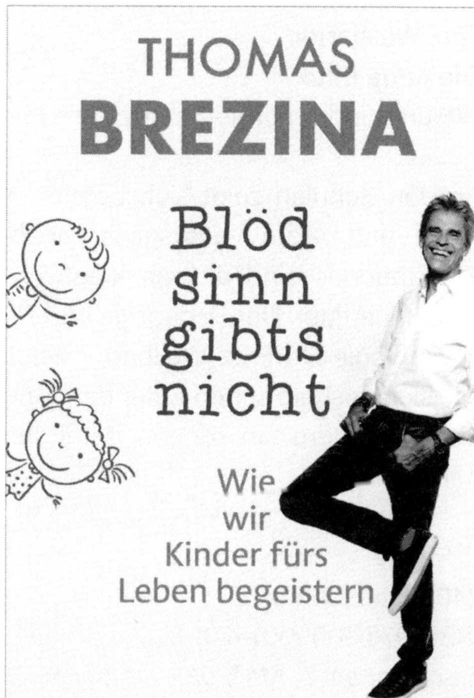
THOMAS
BREZINA
Blöd
sinn
gibts
nicht
Wie
wir
Kinder fürs
Leben begeistern
edition a

Thomas Brezina

Blödsinn gibts nicht

Wie wir Kinder fürs Leben begeistern

Erziehung ist wichtig, Begeisterung aber macht Kinder fit und stark fürs Leben: der erfolgreiche Kinderbuch-Autor und TV-Produzent Thomas Brezina verrät die Formel, mit der er seit Jahrzehnten Kinder fasziniert. Ein Buch für Eltern, Lehrer und alle anderen, die mit Kindern zu tun haben.

240 Seiten, 20€

ISBN: 978-3-99001-327-4

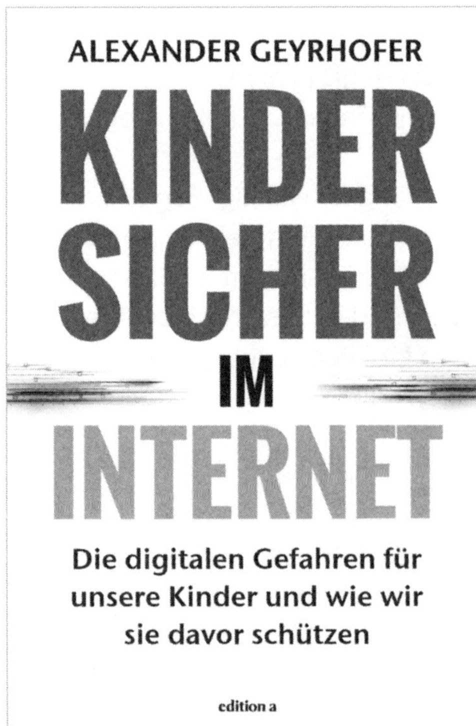
ALEXANDER GEYRHOFER
KINDER
SICHER
IM
INTERNET
Die digitalen Gefahren für
unsere Kinder und wie wir
sie davor schützen
edition a

Alexander Geyrhofer

Kinder sicher im Internet

Die digitalen Gefahren für unsere Kinder und wie wir sie davor schützen

Seit zwanzig Jahren ermittelt Alexander Geyrhofer im Internet, sieben Jahre davon für das Landeskriminalamt Oberösterreich. Fast ebenso lange erklärt er an Schulen den richtigen Umgang damit. Jetzt wendet er sich an Eltern und zeigt, wie sie ihre Kinder trotz Gefahren wie Cyber-Mobbing, sexuelle Ausbeutung oder Abzocke mit gutem Gefühl surfen lassen können. Ein Ratgeber mit vielen leicht umsetzbaren Tipps.

288 Seiten, 20€
ISBN 978-3-99001-309-0